“十四五”普通高等教育本科部委级规划教材

制药从业人员伦理学

Zhiyao Congye Renyuan Lunlixue

王斌 张腾霄 王士荣◎主编

中国纺织出版社有限公司

图书在版编目（CIP）数据

制药从业人员伦理学/王斌，张腾霄，王士荣主编
.--北京：中国纺织出版社有限公司，2024.6
“十四五”普通高等教育本科部委级规划教材
ISBN 978-7-5229-1773-3

Ⅰ.①制… Ⅱ.①王… ②张… ③王… Ⅲ.①药剂人员—医务道德—高等学校—教材 Ⅳ.①R192.8

中国国家版本馆 CIP 数据核字（2024）第 095896 号

责任编辑：毕仕林　　责任校对：高　涵　　责任印制：王艳丽

中国纺织出版社有限公司出版发行
地址：北京市朝阳区百子湾东里 A407 号楼　邮政编码：100124
销售电话：010—67004422　传真：010—87155801
http://www.c-textilep.com
中国纺织出版社天猫旗舰店
官方微博 http://weibo.com/2119887771
三河市宏盛印务有限公司印刷　各地新华书店经销
2024 年 6 月第 1 版第 1 次印刷
开本：787×1092　1/16　印张：9.75
字数：230 千字　定价：68.00 元

前　言

药学道德与医药学相伴而生、共同发展，两者都是为维护和增进人类健康服务。由于药学是一门特殊的学科，对药学人才的培养既要坚持技术上的精益求精，又要坚持德居首位。从科学的角度来讲，药品与毒品可谓一步之遥，药品质量是保证人类身心健康的关键，而要保证药品质量合格、疗效安全、对人类生命和健康有益，就要对生产、研制、开发和经营使用药品的实践人员实行道德约束，增强他们的责任感和使命感，确保其在药学实践中选择正确的道德行为。药学人才的责任感和使命感并非一日形成，是一个漫长的教育和潜移默化的陶冶过程。在药学大学生中开展医药伦理学教育，是培养药学人才的十分重要的教育内容。无数事实证明：放松了对药学人员的道德教育，就会使他们在实践过程中懈怠了自己的责任，甚至放弃了自己应尽的义务。从学生时代加强“药德”培养，可以使药学人员在身处专业大门的入口处时，就清楚该如何成为合格的药学人才，并且在行为的一点一滴中都能够按照道德要求严格自律。课题组以专业化伦理道德教育为切入点，特编写了《制药从业人员伦理学》。

本书内容包括绪论、制药伦理基本概念、制药伦理思想溯源、制药伦理的基本规范、制药从业人员职业道德核心与范畴、制药从业人员伦理行为、制药伦理中的评价教育与修养等内容。本书旨在从医药道德基本理论、医药道德基本规范、医药道德基本实践三个方面进行介绍，适合作为食品、药品等相关专业高等院校的学生用书，以及相关专业从业人员的参考用书。

本书由王斌统稿，确定指导思想和目录提纲，具体撰写分工如下：王斌（绥化学院）负责编写第一章、第三章、第六章的第三节和第四节、第七章；张腾霄（绥化学院）负责编写第二章、第四章、第六章的第一节和第二节；王士荣（吉林省敦化市结核病防治所）负责编写第五章、第六章的第五节和第六节。

本书是黑龙江省教育厅新农科研究与改革实践项目“寒地黑土核心区地方高校多学科交叉融合型农林人才培养模式创新实践”（项目编号：SJGZ20200194）的一项研究成果，是绥化学院博士启动基金项目（SQ21004）的阶段性研究成果，也是绥化学院药食同源特色产品开发与应用创新团队（项目编号：SIT05005）的阶段性研究成果。

在编写过程中，参阅和借鉴了大量国内外相关资料及相关研究，在此向这些作者表示深深感谢。由于诸多条件的限制，书中不足和疏漏之处在所难免，敬请同仁和广大读者批评指正。

编　者

2024 年 2 月于绥化学院

目　录

第一章　绪论

第一节　制药行业的现状和发展趋势

一、制药行业的现状

医药制造业是将原料经物理变化或化学变化后成为新的医药类产品的行业，包括化学制药工业（含化学原料药和化学制剂药）、中药工业（含中成药制造和中药饮片加工）、生物制药工业和医疗设备及器械制造工业等子行业。

从产业链的分布来看，医药制造业上游为能源、种植、化工等行业，下游为医药流通环节，其中，化学制药工业上游行业主要为基础化工原料，化工原料通过化学合成形成化学中间体，再通过进一步的化学反应形成药物有效成分——化学原料药，最后依据不同的给药形式制备成不同剂型的制剂药；中药工业上游主要为中药材种植业，经过采摘、晾晒等处理形成中药材，中药材可直接通过炮制形成中药饮片，也可进行有效成分的提取，制备成丸、散、膏、丹等不同剂型的中成药；生物医药对研发依赖性强，研发服务是其主要上游行业。医药制造业下游主要为医院、零售药店、第三终端等销售渠道，药品和医疗器械通过该渠道完成最终的销售或者医疗服务的提供；由于药品关系到国计民生，医疗制造行业下游具有需求刚性。医药行业产业链条见图 1-1。

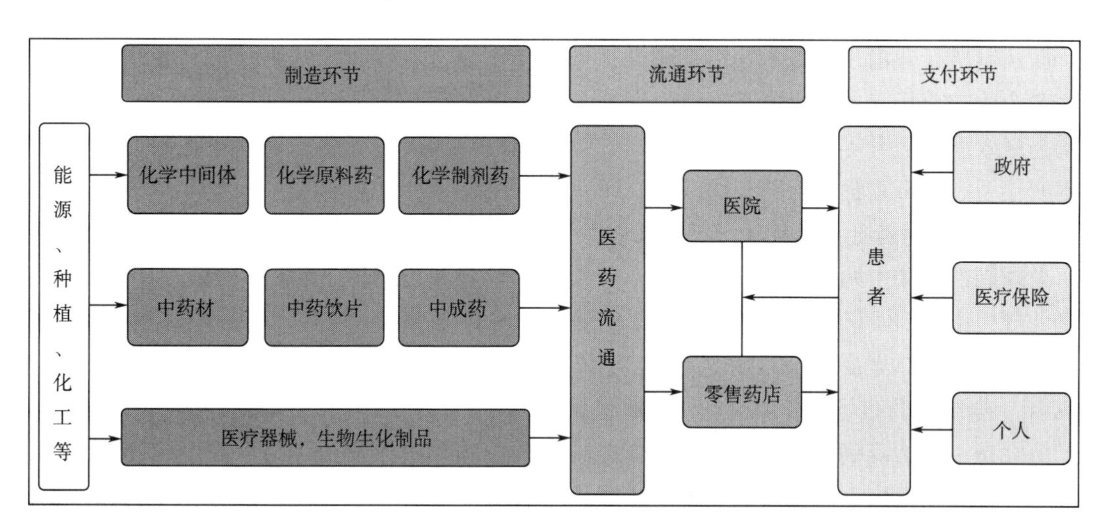

图 1-1　医药行业产业链条

按照国家统计局分类标准定义的医药制造行业是一个狭义的范围，行业代码为27，包含化学药品原料药制造、化学药品制剂制造、中药饮片加工、中成药生产、兽用药品制造、生物药品制品制造、卫生材料及医药用品制造和药用辅料及包装材料八个行业。医药行业分类（狭义）见表1-1。

表1-1　医药行业分类（狭义）

代码			类别名称	说明
大类	中类	小类		
27	—	—	医药制造业	—
	271	2710	化学药品原料药制造	指供进一步加工化学药品制剂、生物药品制剂所需的原料药生产活动
	272	2720	化学药品制剂制造	指直接用于人体疾病防治、诊断的化学药品制剂的制造
	273	2730	中药饮片加工	指对采集的天然或人工种植、养殖的动物、植物和矿物的药材部位进行加工、炮制，使其符合中药处方调剂或中成药生产使用的活动
	274	2740	中成药生产	指直接用于人体疾病防治的传统药的加工生产活动
	275	2750	兽用药品制造	指用于动物疾病防治医药的制造
	276	—	生物药品制品制造	指利用生物技术生产生物化学药品、基因工程药物和疫苗的制剂生产活动
		2761	生物药品制造	指利用生物技术生产生物化学药品的生产活动
		2762	基因工程药物和疫苗制造	—
	277	2770	卫生材料及医药用品制造	指卫生材料、外科敷料以及其他内、外科用医药制品的制造
	278	2780	药用辅料及包装材料	指药品用辅料和包装材料等制造

注　智研咨询。

医药制造行业由于具备一定需求刚性，周期性不强。产业政策的引导、监管和干预对医药生产企业的市场需求和价格策略产生影响，而企业产品优势的维持、技术创新与工艺升级、市场拓展效率的提升等，均需要大量的资金投入和过硬的研发团队，所以医药制造行业作为技术密集型和资金密集型行业，对政策、研发和资金等要素较为敏感。

（一）全球制药行业规模及增长情况

全球制药市场由两个细分市场组成，分别为化学药和生物药。2017—2021年，全球制药市场的规模由12084亿美元增加至14012亿美元，2021年同比增长7.88%。随着全球经济社会快速发展，人口老龄化程度和疾病发病率不断提升，制药市场的需求日益增加。预计到2028年，全球制药市场规模将突破20000亿美元。

癌症是一大类疾病，表现为细胞不受控制地分裂和繁殖，通常分为血液恶性肿瘤或实体瘤，是全球主要死因，在许多国家正快速取代心脏病而成为首要死因。随着化疗药物、靶向疗法和肿瘤免疫疗法成为迄今为止可用的主要肿瘤治疗方法，肿瘤治疗近年来已取得重大进展。2017年至2021年，全球肿瘤药物市场规模由1106亿美元显著增加至1817亿美元，预计在短期内会持续壮大。

（二）中国制药行业规模及增长情况

1. 中国制药行业的规模

医药行业是我国国民经济的重要组成部分，是传统产业和现代产业相结合，集二、三产业于一体的产业。中国制药市场由化学药、中药和生物药组成，其主要门类包括化学原料药及制剂、中药材、中药饮片、中成药、抗生素、生物制品、生化药品、放射性药品、医疗器械、卫生材料、制药机械、药用包装材料及医药商业。医药行业对于保护和增进人民健康、提高生活质量、救灾防疫、军需战备以及促进经济发展和社会进步均具有十分重要的作用。

目前，中国医药制造企业还处于数量多、规模小、集中度低的阶段，主要受国内药品审批权分散于地方的历史性原因影响。此外，中国药品同质化水平高，部分药品产能过剩，行业竞争激烈且造成了部分资源的浪费。近年来，随着环保压力、行业监管及一致性评价等政策的实施，中国医药制造企业数量总体呈下降态势。据国家统计局数据显示，2022 年，我国医药制造行业规模以上企业单位数为 8814 个，总产值 31505.6 亿元，资产总计 47885.3 亿元，销售收入 29111.4 亿元，利润总额 6290.5 亿元。

随着全球制药市场的发展，在经济增长和中国对医疗健康的需求带动下，中国制药市场的规模由 2017 年的 14304 亿元增加至 2021 年的 15912 亿元。2022 年我国制药行业各细分市场中化学药占比最高，达到 7510 亿元，中药为 4302 亿元，生物药为 4100 亿元。

随着近年来全球肿瘤药物市场的扩大和中国肿瘤药物销量的稳定增长，中国肿瘤药物市场的规模由 2017 年的 1394 亿元增加至 2021 年的 2311 亿元，中国肿瘤药物市场的规模增速略高于全球肿瘤药物市场的增速（表 1-2、表 1-3）。

表 1-2　截至 2022 年底境内、境外生产药品批号情况

项目	境内生产文号数量/件	境外生产文号数量/件
中药天然药物	57991	77
化学药品	93970	2355
生物制品	1752	380
境外生产药品分包装	—	186
合计	153713	2998

表 1-3　截至 2022 年底各省（区、市）实有药品生产企业许可证情况　　单位：件，家

省（区、市）	药品生产许可证数量	截至 2022 年底生产企业数量									
		原料药和制剂			生产化学药企业	生产中药企业（含饮片）	生产中成药企业	生产中药饮片企业	按药品管理的体外诊断试剂	医用气体	特殊药品
			生产制剂企业	生产原料药企业							
合计	7974	5229	4584	1606	4144	4569	2319	2250	27	653	225
北京	281	212	211	23	156	131	73	58	8	6	10
天津	111	96	77	33	68	47	36	11	0	8	8

续表

省（区、市）	药品生产许可证数量	截至2022年底生产企业数量									
		原料药和制剂			生产化学药企业	生产中药企业（含饮片）	生产中成药企业	生产中药饮片企业	按药品管理的体外诊断试剂	医用气体	特殊药品
			生产制剂企业	生产原料药企业							
河北	404	228	188	78	182	241	93	148	1	36	7
山西	156	109	99	37	96	92	69	23	0	28	23
内蒙古	108	61	47	24	44	67	25	42	0	15	3
辽宁	243	181	157	59	144	129	86	43	1	23	3
吉林	316	242	230	47	197	238	155	83	2	18	3
黑龙江	248	177	169	30	142	186	121	65	0	18	2
上海	217	198	179	43	139	61	44	17	4	8	18
江苏	620	518	424	224	461	165	99	66	2	44	20
浙江	467	290	228	133	263	122	79	43	0	22	4
安徽	470	206	176	60	159	357	85	272	0	19	11
福建	150	99	89	27	76	80	42	38	3	20	2
江西	235	139	126	38	122	170	87	83	0	21	3
山东	466	332	272	138	272	211	108	103	1	52	15
河南	345	221	198	74	170	208	100	108	0	46	33
湖北	335	230	185	90	167	166	84	72	0	40	6
湖南	234	134	113	48	110	148	70	78	2	31	5
广东	609	379	351	83	299	358	160	198	3	40	8
广西	201	132	124	27	101	163	102	61	0	16	3
海南	134	126	120	38	117	52	46	6	0	3	5
重庆	161	102	86	36	81	93	39	54	0	12	6
四川	476	273	232	101	226	317	138	179	0	36	13
贵州	167	107	105	8	59	134	81	53	0	17	1
云南	232	114	106	35	83	184	69	115	0	26	1
西藏	37	31	31	0	13	27	17	10	0	1	0
陕西	235	165	154	38	123	167	116	51	0	14	8
甘肃	163	49	43	12	33	137	32	105	0	14	1
青海	49	26	25	5	12	42	22	20	0	3	2
宁夏	36	16	9	11	11	27	7	20	0	3	1
新疆	64	34	30	4	18	47	22	25	0	12	0
新疆兵团	4	2	0	2	0	2	2	0	0	1	0

注 数据来源于药品生产和监管信息直报系统药品生产许可证管理模块，药品生产许可证数量为2020年7月1日前按原分类码发证数量及2020年7月1日后按新分类码发证数量之和。药品生产企业类别依据药品生产许可证上的分类码进行统计，生产多种类别的企业则各类分别统计。例如，既生产化学药又生产诊断试剂，则分别填入化学药和诊断试剂项下。

2. 中国制药行业的增长情况

近年来，全国工业增加值增速放缓，医药制造业工业增加值增速亦整体呈下降趋势，但始终高于全国工业增加值增速。2018 年，国内生产总值（GDP）为 900309 亿元，比 2017 年增长 6.6%；其中，工业增加值 305160 亿元，比 2017 年增长 6.1%。全国规模以上工业增加值同比增长 6.2%，而规模以上医药制造业工业增加值同比增长 9.7%，增速较 2017 年同期下降 2.7 个百分点，高于全国工业整体增速 3.5 个百分点。2019 年前三季度，规模以上医药制造业工业增加值同比增长 6.9%，增速明显低于 2018 年同期 10.3%，但高于全国工业增加值整体增速 1.3 个百分点。

从医药产品的最终需求来看，一个国家的药品市场需求主要取决于国家医疗卫生水平、国家人口和疾病情况（人口数量、结构、疾病谱情况）、支付能力（收入水平和医疗保障水平）等因素。近年来，随着中国国民经济的发展，中国人均 GDP 和城镇居民人均可支配收入都在不断增长，2018 年分别为 64644 元和 39251 元，分别同比增长 9.2%和 7.8%。

根据国家卫生健康委员会（以下简称“卫健委”）的统计数据，全国卫生总费用、人均卫生费用、卫生机构数量、诊疗人次等呈现持续增加态势。2008—2018 年，全国卫生总费用为 5.91 万亿元，同比增长 12.40%；人均卫生费用为 4237.0 元/年，同比增长 11.98%。截至 2018 年底，全国医疗卫生机构数达 100.4 万个，其中医院 3.2 万个，基层医疗卫生机构 95.0 万个，专业公共卫生机构 1.9 万个。全年总诊疗人次 84.2 亿人次，出院人数 2.6 亿人。

中国人口总量保持较快速增长，为医药制造行业下游需求提供稳定支撑。与此同时，根据国家统计局数据，截至 2018 年底，中国 60 岁及以上人口占比已上升至 17.9%，65 岁及以上人口占比已达到 11.9%，中国人口结构老龄化趋势愈加明显。在老龄化趋势下，癌症、心脑血管、糖尿病等慢性病种患病比例将增加，从而带来药品需求结构的调整。中国城镇化速度也在不断加快，截至 2018 年底，中国城镇人口 8.31 亿人，占比达到 59.58%（2008 年底为 6.24 亿人，占比为 46.99%）。据统计，城镇居民人均卫生费用支出是农村居民的 3~4 倍，60 岁以上老人患病率更高、患病种类较多，治疗费用是全人口的 2.5 倍。

医保方面，近年来，中国城镇基本医疗保险范围实现了较大规模的扩容，2018 年，参保人数已达到 13.45 亿人，较 2017 年底增加 1.68 亿人，占当期末人口总数的 96.36%。中国医保体系亦经历了一系列改革，包括“三保”合一、跨省异地就医政策进一步完善、医保定点医疗机构和医疗保险范围的扩大等，都有助于进一步提升居民医疗消费能力和药品消费需求。另外，从城镇基本医疗保险收支情况来看，2018 年，全年城镇基本医疗保险基金总收入 21384.39 亿元，支出 17823.00 亿元，分别比 2017 年增长 19.26%和 23.59%，支付增速高于收入增速。随着提高大病保险保障能力、报销比例提升、抗癌药等高价药新进入医保目录，医保支付面临的压力日趋严峻。2019 年 8 月 20 日，国家医保局、人力资源社会保障部印发《国家基本医疗保险、工伤保险和生育保险药品目录》（以下简称“2019 版医保目录”），于 2020 年 1 月 1 日起正式实施。2019 版医保目录分为常规准入和谈判准入两部分，其中，常规准入部分共包含 2643 个药品，较 2017 版医保目录增幅约 4.3%，包括西药 1322 个、中成药 1321 个（含民族药 93 个），共调出 150 个品种，包括被国家药监部门撤销文号的药品和临床价值不高、滥用明显、有更好替代的药品（其中重点监控目录中的产品全部被调出）。

尽管品种数量变化不大，本次医保目录调整仍有几个特征：第一，从甲乙类品种来看，

2019 版医保目录中收载西药甲类药品 398 个，中成药甲类药品 242 个，甲类药品数量适当增加；第二，中药饮片由排除法改为准入法，共纳入 892 个，使中药饮片的范围更加明确，且各地区的保障范围相对统一，便于医保支付管理；第三，常规准入部分新增了 148 个品种，其中重大疾病治疗用药 5 个，糖尿病等慢性病用药 36 个，儿童用药 38 个，绝大部分国家基本药物通过常规准入或被纳入拟谈判药品名单；第四，确定了 128 个拟谈判药品，包括 109 个西药和 19 个中成药，均为临床价值较高但价格相对较贵的独家产品，治疗领域主要涉及癌症、罕见病等重大疾病，丙肝、乙肝以及高血压、糖尿病等慢性病等，谈判成功的药品将纳入医保目录乙类，支付标准有效期 2 年（2020—2021 年）；第五，中药注射剂被限品种范围扩大。此外，国家医保局明确提出，各地应严格执行医保目录，不得自行制定目录或用变通的方法增加目录内药品，也不得自行调整目录内药品的限定支付范围，这意味着地方医保目录即将取消。

2019 年 11 月 22 日，国家医保局、人力资源社会保障部发布《关于将 2019 年谈判药品纳入〈国家基本医疗保险、工伤保险和生育保险药品目录〉乙类范围的通知》，本次谈判共 97 个药品谈判成功（其中新增 70 个品种，续约谈判品种中 27 个谈判成功）并确定了支付标准，涉及癌症、罕见病、肝炎、糖尿病等 10 余个治疗领域；其中包括 22 个抗癌药、7 个罕见病用药、14 个慢性病用药和 4 个儿童用药。

总体看，作为国家医保局成立后首次对医保药品目录做出的全面调整，本次医保目录调整从整体上提升了保障能力和水平，但同时，也可能为医保支付带来更大压力。对于中标企业来说，特别是新增的重大疾病治疗用药、慢性病治疗用药生产企业，将面临严苛的降价压力，需要通过规模效益和支付效率进行弥补，但长期看，仍有利于相应产品销售收入的增长。因此，未来一段时间内，提高国内生产企业药品质量、优化用药结构以及药品降价，仍将会是医药行业政策的主旋律，而医保目录的调整也将对医药制造企业的收入及利润水平产生一定分化影响。

二、制药行业的发展趋势

制药行业是一条充满机遇、充满挑战的产业链，尽管行业面临着许多难题，但是新技术、新模式的不断涌现也促进了行业的稳健发展。我们相信，在未来，制药行业会不断壮大，成为一个与其他行业并驾齐驱且占领市场份额的产业。

制药行业是一条大产业链，包括药物研发、生产、销售三个环节。尽管市场规模巨大，但该行业竞争非常激烈。全球制药市场主要由罗氏、辉瑞、诺华等跨国制药公司垄断，它们掌握着大部分主流药品市场份额。此外，中药企业、生物制药公司等也在逐渐崭露头角。

制药行业面临的最主要的挑战是药物研发成本极高，研发周期长，成功率极低，这降低了制药企业整体的盈利水平以及生产效率。药品研发成本投入主要分为两大类：一是研究开发投入，包含科研资金、试验设备等；二是资质审批和临床试验等注册工作费用。此外，政府制定的类似专利保护等法规政策对企业发展、市场开拓等都会产生一定的影响，对企业的营销策略等也有一定制约作用。

（一）全球药品支出稳步增长，生物药系增长主力

全球生物医药市场规模巨大且增长稳定，根据艾昆纬（IQVIA）及艾瑞咨询数据，2022

年全球药品支出总额达 14800 亿美元，预计到 2027 年规模将达到 19070 亿美元，预期复合年均增长率为 5. 20%。

在全球药品支出额中，生物药市场规模增速尤为强劲。尽管目前生物药市场占比仍不高，但与化学药相比，生物药良好的疗效及安全性、副作用及毒性较少的特征，使其受到越来越多的市场关注，有望成为未来医药市场增长的主要驱动力。

根据 IQVIA 数据，2022 年全球生物药市场规模为 4310 亿美元，未来 5 年的复合年均增长率有望维持在 9. 1%，相比于非生物药未来 5 年 3. 4%的预期复合年均增长率，生物药的预期增速遥遥领先，即将成为全球药品支出规模增长的主要驱动力。与此同时，生物药在全球药品市场规模中的占比稳步提升，在 2020 年全球十大畅销药品中已有 4 款单抗药品，均属于生物药大类。

在中国医药行业细分市场中，生物药市场同样是增速最快的细分市场。根据弗若斯特沙利文数据，2021 年中国生物药市场规模为 4100 亿元，预计到 2025 年将超过 7100 亿元，预期复合年均增长率达到 14. 7%。从长期角度看，中国生物药市场仍处于发展初期阶段，但增速领先于医药市场整体情况，有着较大的发展潜力。

生物药在运输、贮存等环节均具有严格的温度要求。目前市面上在研发阶段或商业化阶段的温敏药品，具有代表性的温度区间主要包括－25～－15℃、2～8℃、10～20℃、15～25℃等。

（二）创新研发投入持续加码，驱动医药市场高质量发展

随着全球医药行业蓬勃发展，创新药研发投入不断增加。近年来，基础前沿学科研究不断取得进展，医疗技术不断突破、市场需求持续上升，全球生物医药市场进入高质量发展阶段。根据 Evaluate Pharma 数据，2021 年全球医药行业研发总支出达 1950 亿美元，且随着对抗体药物偶联物（ADC）、T 淋巴细胞的调节蛋白（PD-1）等新型药物，嵌合抗原受体 T 细胞免疫疗法（CAR-T）等新型治疗技术的投入不断增加，未来医药行业研发总支出将保持 2%～4%的增速持续增长，全球医药行业研发总支出预计将在五年内达到 2330 亿美元。

作为全球医药创新研发领域的关键参与者，2021 年中国已成为全球重要的新药研发地区和第二大制药研发国，政策+资金等多因素推动国内创新药行业快速发展和向创新升级转型，药企新药研发项目数量呈现高增长趋势。根据艾瑞咨询数据，中国在 2021 年全球新药研发总投入占比已达到 9%。中国作为全球医药市场中最大的新兴医药市场，预计未来在全球市场份额将会持续提升。

药物研发通常持续数年时间，研发过程需要多个机构协同配合，药品和样本流转过程的温控管理，对于保持其质量安全和试验数据的准确性具有重要意义，从而影响药物有效性的评估。

新技术的出现和落地，使药物的开发和研究更快、更便捷。Stranger 海绵体仪分子筛等领域的突破，为飞速发展的仿生学提供了更大的空间和可靠性。特别是化学反应的空间和时间纬度的控制，将使其突破更多的瓶项，开辟更多的应用领域。

随着生物技术、信息技术、智能制造等行业的发展，跨行业、跨地区多方合作较为普遍，制药行业也不例外。技术合作是制药企业重要的扩展和创业的方式，这种模式通常以跨学科的合作为特点，并且得到行业间的支持和认可。

生产流程数字化是提高生产效率和保证药物质量的有效方法。因此数字化制造一直被视为未来生产模式的趋势。数字化制药工业可以更好地控制全球生产流程。

（三）中国创新药企研发能力与国际接轨

近年来，中国创新药的研发、注册、生产、监管等逐渐与国际接轨，中国创新药企业正在逐步走向全球市场。随着国内创新药的质量与开发速度不断提高，本土药企研发能力日渐成熟，在全球范围内不断得到认可，国际大型药企越来越多地从国内创新药企业引进项目。通过 License-out 的合作模式，国内药企参与全球市场分成，也打开了国际药品的市场空间。

License-out 项目数量的爆发式增长，标志着中国创新药企研发水平的不断提升。随着中国药企研发实力的增强，生物医药研发迎来全球化的趋势，全球多中心临床试验的解决方案逐渐完善，赋能中国药企“走出去”和海外药企“引进来”，逐步完善创新药研发的全球市场同步推进。

生物医药研发全球化催生了对国际医药冷链服务的大量需求，并对跨国临床研究供应链的方案设计完备性、跨国运力和冷链仓储资源调配的灵活性、远距离和复杂运输环境的适应性、时效性和终端交付质量都产生了更高的要求。

（四）医疗器械需求激增，体外诊断市场规模攀升

自 2020 年以来，受外部环境影响，世界范围内医药器械的需求量激增，根据 Statista 数据，全球医疗器械市场规模于 2022 年同比增长 5.4%，达到 4430 亿美元，预计未来五年复合年均增长率为 5.7%，其中，体外诊断（IVD）2022 年市场规模达 1110 亿美元。体外诊断是指在体外通过对人体体液、细胞和组织等样本进行检测而获取临床诊断信息，进而判断疾病或机体功能的诊断方法。从长期看，由于体外诊断方式能在疾病早期快速准确地诊断，其在临床医疗和相关医学研究领域中发挥着越来越重要的作用。

根据弗若斯特沙利文数据，2021 年我国 IVD 行业市场规模达到 1243 亿元，预计 2024 年将达到 1957 亿元，复合年均增长率为 16.3%。IVD 对疾病预防、诊断、治疗的有效性和减少医疗成本的重大意义，未来我国 IVD 行业仍将具备持续发展的巨大潜力和增长空间。IVD 试剂的贮存和运输都需要全程温控管理。IVD 试剂冷链服务市场在未来需求增长的确定性较强，有望大幅带动中国医药冷链行业发展。

（五）CAR-T 逐渐产业化，带来巨大增量市场

CAR-T 疗法是一种治疗肿瘤的新型精准靶向疗法，近几年通过优化改良在临床肿瘤治疗上取得较好成效。目前全球正在注册开展的 CAR-T 临床试验主要集中在中美两国。据临床试验（Clinical Trials）数据显示，截至 2022 年，我国正处于招募志愿者阶段的 CAR-T 临床试验数为 235 项，远超美国的 85 项，位居世界第一，未来中国仍将是 CAR-T 全球研发浪潮的中流砥柱。我国作为 CAR-T 研发主导国之一，随着产业和技术的逐步成熟以及行业监管的不断完善，细胞免疫治疗行业的产业化空间将被打开，预计 2021 年至 2030 年我国 CAR-T 疗法市场规模将有望从 1 亿元增长至 325 亿元，复合年均增长率达 90.2%。

随着 CAR-T 行业研发热潮兴起，中国市场已取得突破性进展。2021 年国家药品监督管理局批准两款 CAR-T 产品——复星凯特的阿基仑赛注射液和药明巨诺的瑞基奥仑赛注射液上市，2022 年传奇生物自主研发的 CAR-T 西达基奥仑赛获美国食品药品监督管理局（FDA）批准上市。CAR-T 细胞疗法的运输、存储过程中都需要精准的温控管理。细胞治疗生物制品

需要长期在-196～-150℃保存，从而保持其生物活性要求。CAR-T产品的商业化将为创新型药企带来重要的发展机遇，也将带动相应冷链服务市场的快速增长。

RNAi、CAR-T等新型治疗药物已经成为制药行业的最新宠儿。相较于传统治疗药物，新型治疗药物更个性化、高效化，未来将成为制药行业的一个重要趋势。

（六）行业存在主要问题及政策建议

虽然制药行业一直以来稳定发展，产品品种日益丰富，但仍存在一些问题，主要包括：技术创新方面，前沿领域原始创新能力不足，产学研医协同创新体制机制仍需完善，行业增长亟须培育壮大创新动能。产业链供应链方面，大中小企业协同发展的产业生态尚未形成，产业集中度不高。供应保障方面，应对重大公共卫生事件的能力需增强。制造水平方面，仿制药、辅料、包材等领域的质量控制水平仍需提高，原料药绿色生产和布局问题仍需解决。政策建议如下：

1. 推动创新驱动发展

制药行业的发展将更加注重创新和技术升级。生产环节将逐渐实现自动化和智能化，如人工智能、大数据、物联网等新兴技术将被广泛应用于制药生产中，从而提高药品的研发和生产效率，同时也加快了药品的上市速度。随着科技的迅速发展，越来越多的新药物将涌现出来，极大地丰富了临床治疗的手段。

持续健全创新体系，完善产业创新生态，大力推进创新产品的开发和产业化，促进医药工业发展向创新驱动转型。推动企业围绕尚未满足的临床需求，加大投入力度，开展创新产品的开发，支持企业立足本土资源和优势开展研发布局，积极引领创新，加快医药创新成果产业化。

2. 促进产品结构调整

重点发展临床重大需求药物，加大短缺药品的产能，加大生物类似药的开发，加大二类新药的开发。目前，中国存在大量未被满足的临床需求，为整个行业的创新研发带来了发展机遇与空间。

近年来，健康中国战略全面推进，制药工业的多种创新元素集聚，驱动制药工业企业结构逐步呈现多元化创新的特征；中国医药卫生改革持续深化，国家在政策端推动制药工业向高素质、高水平、高质量方向转型升级的同时，也在引导大中小企业协调发展；此外，资本市场对制药工业的持续看好与回归理性的投资偏向，催化整个企业结构将更加聚焦价值创造。预计未来，面对未满足的临床需求带来的市场潜力，新技术、新人才、新学科等创新基础将不断积累，再加之政策引导、资本催化的助力，中国制药工业的企业结构以及结构内部的综合素质水平将会持续优化升级（图1-2）。

3. 提升产业链竞争力

要想在制药行业站稳脚跟，企业需要不断拓宽思路和加大技术投入，同时还需关注整个产业链的发展，并运用科技手段提高生产效率。只有这样，制药企业才能满足人们对医疗健康科技的需求，推动制药行业不断向前发展。

补齐产业链短板。以化学药为例，经过多年的发展，化学药从医药中间体、药用辅料、原料药到制剂，形成了完整的产业链，在这个产业链条中，药用辅料仍是短板“十四五”期间要进一步发展药用辅料。

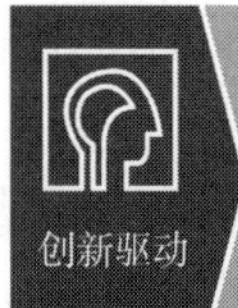

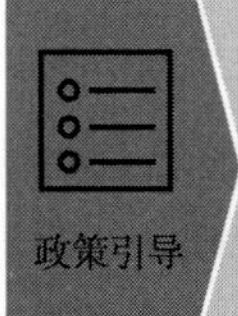

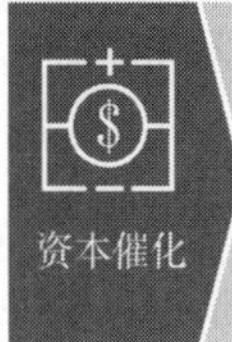

图 1-2　中国制药工业企业结构调整的驱动因素

4. 提高质量安全水平

制药行业将更加注重生产质量和安全。生产工艺和质量控制将更加规范化、标准化，提高药品的品质和可靠性。同时加强安全监管，确保每一批次药品的安全性、有效性和稳定性，保障公众的用药安全。

提升重点领域产品质量。持续开展仿制药一致性评价，稳步推进口服固体制剂和注射剂一致性评价，扩大过评品种的覆盖面。推动产业数字化转型。医药工业要主动地应用工业互联网进行智能化、数字化变革，推动 5G、大数据、云计算、人工智能技术在医药制造业中的应用，促进行业质量提升、转型升级。

我国经济已转向高质量发展阶段，推动高质量发展是遵循经济发展规律、保持经济持续健康发展的必然要求，是适应我国社会主要矛盾变化、解决发展不平衡不充分问题的必然要求，是有效防范化解各种重大风险挑战、以中国式现代化全面推进中华民族伟大复兴的必然要求。

2022 年，一致性评价、集采、质量监管、准入监管、合规监管、研发监管等政策的全面开展，进一步推进了医药行业的高质量发展。集采和一致性评价政策加速仿制药企的供给侧结构性改革，提升行业的集中度，提高行业的发展质量。

在医药准入方面，一方面通过集采降低药价，另一方面尽可能扩大医保支付范围，尽可能做到全覆盖，尽可能提高常见药品的可及性。这也是医药高质量发展的必然要求。从药品研发领域来看，2021 年国家药品监督管理局药品审评中心（CDE）发布《以临床价值为导向的抗肿瘤药物临床研发指导原则》，从过去的惩治不合规行为，到现在的引导创新发展，体现了新药研发的高质量发展。

2022 年 5 月 9 日，国家药监局综合司公开征求《中华人民共和国药品管理法实施条例（修订草案征求意见稿）》意见，此次征求意见稿是根据 2019 年 12 月 1 日开始施行的《中华人民共和国药品管理法》《中华人民共和国疫苗管理法》调整现行《中华人民共和国药品管理法实施条例》与之不相适应的内容，细化具体管理规定。其中，征求意见稿对罕见病、儿童药等比较缺乏的药品鼓励研制和创新，包括：对首个批准上市的儿童专用新品种、剂型和规格，以及增加儿童适应症或者用法用量的，给予最长不超过 12 个月的市场独占期，期间内不再批准相同品种上市；支持药品上市许可持有人开展罕见病药品研制，鼓励开展已上市药品针对罕见病的新适应症开发，对临床急需的罕见病药品予以优先审评审批。对批准上市的罕见病新药，在药品上市许可持有人承诺保障药品供应情况下，给予最长不超过 7 年的市场独占期，期间不再批准相同品种上市。

儿童用药、罕见病药品一直以来都存在品种少、生产企业缺乏等情况，随着《中华人民共和国药品管理法实施条例》修订与落实，将进一步激励研发企业，改善儿童用药、罕见病药品品种少、市场短缺的情况，惠及更多患者。仅 2022 年上半年，国家药监局就已批准 34 个儿童药品上市，超过 2021 年全年批准数量。

5. 注重可持续发展，构建绿色产业体系

制药企业将积极开展环境保护、社会责任、员工福利等方面的工作，推动可持续发展战略的落实。同时，生产中采用可再生能源、节能减排等绿色技术，以更加环保的方式进行药品生产，推进生态文明建设。建立健全医药行业绿色工厂、绿色园区、绿色供应链等标准体系，培育发展一批优秀企业、优秀园区。在具备资源与环境承载能力的区域，建设一批高标准原料药集中生产基地。

2022 年 12 月 13 日，国家发展改革委、科技部联合印发《关于进一步完善市场导向的绿色技术创新体系实施方案（2023—2025 年）》(发改环资〔2022〕1885 号，以下简称《实施方案》)，对未来三年我国绿色技术创新体系建设提出了详细的工作要求。强化了创新资源统筹，进一步明晰了企业、高校、科研院所等各主体的创新定位，发挥领军企业引领带动作用，引导大中小企业发挥绿色技术创新主体作用；着力培育一批绿色技术领军企业、绿色低碳科技企业、绿色技术创新领域国家级专精特新“小巨人”企业，进一步壮大企业绿色技术创新主体。培育一批“专精特新”企业，加快突破技术瓶颈、打通供应链断点。实施工业企业技术改造投资升级导向计划，加快企业技术改造和设备更新，提高数字化、智能化和绿色化水平，增强制造业的供给能力和国际竞争力。继续培育壮大战略性新兴产业，通过组织实施未来产业孵化与加速计划前瞻谋划未来产业，打造一批战略性新兴产业集群和国家未来产业先导试验区，推动工业产业结构优化、动能转换，增强发展内生动力。

总的来说，随着全球人口的增长、人均寿命的延长以及健康意识的提高，制药行业发展的趋势日益明显。未来，制药行业将更加注重创新和技术升级，重视生产质量和安全，并更加注重可持续发展。

制药行业的发展趋势是不断向着智能化、绿色化、高质量、高效益和可持续发展的方向发展。加强技术创新，提高生产质量和安全，以及积极推动可持续发展，将是制药企业应该走的道路。同时，政府和企业也需要加强合作，建立良好的监管体系和利益共享机制，共同推动制药行业不断向前发展。

第二节　制药工程专业的人才培养

改革开放以来，我国的医药行业迅速发展，已成为世界瞩目的制药大国。据国家统计局数据显示，2022 年，我国医药制造行业规模以上企业单位数为 8814 个，总产值 31505.6 亿元，资产总计 47885.3 亿元，销售收入 29111.4 亿元，利润总额 6290.5 亿元。

我国高度重视技术人才培养，有利于行业的持续发展。医药行业技术竞争力主要体现在高端技术人才储备方面，从业人员的技术水平与企业的竞争力直接相关。近年来，我国高度重视对拥有科技创新能力、质量管理意识、国际化运作经验等方面人才的培养，不断支持及引导企业与高等院校、科研院所合作，联合培养对口专业人才，以满足行业的需求。同时我国医药行业的快速发展已吸引了大量的海外人才归国就业，人才、基础设施和成本结构等各方面的竞争优势已成为我国医药行业的核心竞争力之一。

制药工程专业是一门建立在药学、工程学及化学等学科基础上的新兴、应用性较强的工科专业，它是在 1998 年教育部有关本专科专业调整指导意见下产生的一门新兴专业，其主要目标是培养相当的制药工程专业知识，能从事药品研发、生产、经营与管理以及其他工程设计和化学品技术开发，且在制药与工程应用领域具有良好开拓精神、创新意识和实践能力的综合性复合型技术人才。经过十几年的发展，全国开设制药工程专业本科教育的高校已达 290 所，其中，制药工程是国家特色专业的大学有以下 15 所：华东理工大学、哈尔滨商业大学、武汉工程大学、广州中医药大学、天津大学、沈阳药科大学、吉林大学、浙江工业大学、合肥工业大学、河北科技大学、石家庄学院、佳木斯大学、江南大学、四川大学、山东中医药大学。

随着“新工科”建设计划的提出和“复旦共识”“天大行动”“北京指南”等指导性文件的相继发布，新工科研究受到越来越多的重视，已成为工程教育改革创新研究的主流方向。

一、基于 OBE 教育理念的应用型本科制药工程专业人才培养

成果导向教育（outcome-based education，OBE）模式是 20 世纪 90 年代在北美最早发展起来的基础教育改革，是工程教育改革的新理念。OBE 更加强调在以学生为中心、以学习成果为核心的基础上，通过反向构建组织课程和成果评估体系来引导学生学习并评价其获得的成果。在教育部提出对工科办学的新要求下，OBE 模式从工程专业人才需求出发，由需求引导专业培养目标的制定，由专业培养目标确定毕业要求，由毕业要求构建专业课程体系，已经在我国高校的工程人才培养中被广泛采纳并取得良好反馈。

（一）明确应用型本科制药工程专业人才培养目标

以绥化学院制药工程专业为例，该专业的培养目标为：以黑龙江发展需求为导向，适应我国医药工业发展需要，培养掌握制药工程及相关学科基本理论和专业知识，具有良好的创新意识、创业精神和职业道德，具备分析、解决复杂工程问题的能力以及创新创业能力，能够在黑龙江省和全国制药及其相关领域从事科学研究、技术开发、工艺与工程设计、生产组织、管理与服务、质量检验以及药学康养产品研发与服务等工作的高素质制药工程应用型人才。

毕业 5 年后学生：

（1）具有人文社会科学素养、社会责任感和工程职业道德，能遵守制药行业规范，履行社会责任，具有团队协作精神。

（2）能够在多学科背景下的团队中承担个体、团队成员以及负责人的责任，能够就制药工程专业相关问题与业界同行进行有效沟通和交流，具有综合运用制药工程知识解决制药工

艺设计、流程管控、设备使用及车间设计、制药生产运营与管理等制药过程实际问题的能力。

（3）具有创业精神和创新能力，熟悉行业法规、规范，具备药品研究和技术开发的初步能力。

（4）具有熟练的检验检测技能，能够运用药物分析与检验知识，对药品进行全面检验和质量评价。

（5）具有社会责任感和服务社会的意识，具备自主学习和终身学习的能力，能够运用药学专业知识进行药学服务。

（二）基于 OBE 理念反向构建课程体系

围绕具有工科特色的应用型本科制药工程专业人才培养目标的设置，针对国内医药行业的发展现状以及社会对制药工程人才的需求情况，在课程设置的时候要平衡工科课程理论和实践环节的比重。课程体系构建过程中根据人才培养目标对学科基础课有所选择、有所侧重，专业核心课和专业课的设置应结合地方经济和社会实际情况进行选择，突出实践类课程的比重，此外，不能忽视对学生创新创业能力的培养设置的专门课程。特色课程：设置具有工程实践和创新能力培养的特色课程，强化学生工程素养和创新能力的培养。

1. 优化课程设置，整合课程内容

优化课程体系设置，杜绝贪大求全，因人设课；科学整合课程内容，突出专业定位与办学特色；课程内容要及时更新，使学生所学知识和行业发展的要求、趋势相吻合。

2. 以问题为导向，强化实践教学

从实验教学、课程设计、科研活动、社会实践、毕业设计等实践教学环节入手，引导学生发现问题，培养他们独立分析问题、解决问题的能力，并开拓创新思维。使学生能够逐步了解、熟悉、掌握、分析、总结、评价、解决工程中的真实问题，进而提升学生解决制药工程复杂问题的能力。

（三）基于 OBE 理念改进实践教学体系

针对实践教学体系中存在的理论知识与实际应用脱节，学生实验能力缺乏以及解决问题能力薄弱的现状，需从实验教学设计、实验平台搭建以及加强校外实践基地建设等方面着手改进，以促使合理的实践教学体系的建立以及学生实践能力的培养。

（四）加强师资队伍建设，强化教师教学能力

鼓励教师到企业一线生产线学习，在工程实践中积累实践教学经验，将最新的生产工艺和行业发展动态引入教学，形成理论型和应用型课堂有机结合。积极开展教师教学设计和教学技能比赛，通过说课、集体备课及教学监督等有效方法确保教师教学能力的提高，并促进相关教学方法的改革，从而提高教学质量，保障应用型本科制药工程专业人才的培养（图 1-3）。

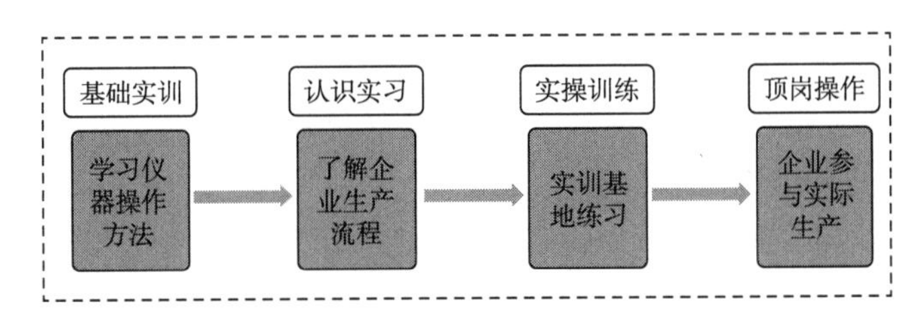

图 1-3　制药工程专业校企合作递进式实践教学模式

（五）构建多层次的考核评价体系

采用多层次的考核评价方式衡量学生成果和技能获取情况，包含以下几方面：理论知识的掌握、实验设计和操作的合理性、实验结果的准确性以及校外考核等。可通过考试和实验报告等书面方式考核学生对基础理论知识的掌握程度；可通过实验设计的严谨性和科学性、实验操作的规范性与安全性考核学生的实践、创新、分析问题和解决问题等方面的能力。校外考核可通过学生毕业后在相关领域的表现来考核学生的能力。多层次的考核评价体系注重突出学生的主体地位，鼓励学生获取各种类型的学习成果，促使学生知识技能和学习能力全面发展。

二、应用型大学制药工程专业“新工科核心素养+课程思政”协同育人

制药行业是我国的朝阳产业，近年来蓬勃发展，我国高校制药工程专业担负着为制药行业培养和输送高素质专门人才的重任。制药工程专业是化学、生物学、药学、工程学多学科融合的工科专业。2017 年 2 月，教育部大力推进新工科建设。在“新工科”背景下，以“课程思政”为突破口，持续树立“学生中心，成果导向，持续改进”的教学质量理念，以制药工程专业为例，挖掘“新工科”核心素养和制药工程专业“课程思政”切入点，改革教学内容，创新教学模式，使“新工科”建设与“课程思政”建设相互借力，形成“新工科核心素养+课程思政”协同育人模式，具有重要的理论价值和实践价值。

（一）新工科核心素养与课程思政

1. 新工科核心素养

在“新工科”背景下，我国工程教育对高质量工程人才培养提出更高目标。制药工程专业人才培养目标为：培养适应制药行业发展需求、具备良好创新意识和实践能力，能够从事制药相关领域技术开发、工程设计和产品生产质量管理等方面工作的高素质应用型工程技术人才。在培养学生工程思维和实践能力的同时，还要坚持立德树人、为党育人、为国育才。其核心素养主要包含家国情怀、大局意识、生态意识、工程伦理意识、创新思维、学习能力、语言表达能力、沟通协调能力、科学家精神、工匠精神等。

2. 课程思政

工科专业课程的特点多以反映事物自然规律和作用机制为主，在教学实践中普遍倾向关注知识和能力培养，对育人功能关注偏少。“课程思政”是一种涵盖思政治教学目标的新型教学模式，使知识传授与价值引领有机统一，达到立德树人的目的。因此，在教学过程中，深度挖掘制药工程专业课程内容中蕴含的新工科核心素养，如家国情怀、责任担当、职业伦理、工匠精神、创新精神、辩证思维、团队意识等。在“新工科”和“课程思政”背景下，不仅要培养学生工程理论知识与实践技术应用的能力，还要将“新工科核心素养+课程思政”深度融合，形成润物无声、协同育人的新模式。

（二）制药工程专业“新工科核心素养+课程思政”协同育人实施路径

1. 建设育德能力较强的师资队伍

教育不是把篮子装满，而是把灯点亮。教育最重要的是要授予学生对知识的热情、对成长的信心、对生命的敬畏、对美好生活的向往。新工科提出的人才培养应坚持立德树人、德才兼备，其核心要素是师资队伍的建设。教师要时刻铭记教书育人使命，德为师之本，师以

德为先。教师的学识水平、道德水准、责任感、价值观、身心修养、团队精神等内在品质是教师育德能力的决定性因素，因为“亲其师，信其道”，教师博学的文化知识、高尚的道德情操和人格魅力均会潜移默化地影响学生的世界观、人生观和价值观。受个人精力、兴趣、专业知识等因素影响，工科专业教师相对来说重技术，轻思政。因此，要引导广大教师以德立身、以德立学、以德施教、以德育德，建设一支有理想信念、有道德情操、有扎实学识、有仁爱之心的教师队伍，其难点是教育者先受教育，关键点是思想政治教育元素的“挖掘”与“融入”。苏霍姆林斯基说，只有当教师的知识视野比学校教学大纲宽广得无可比拟时，教师才能成为教学过程中的真正能手、艺术家和诗人。因此，教师要始终处于学习状态，站在知识发展的前沿，刻苦钻研，不断充实、拓展、提高自己。

如何建设育德能力较强的师资队伍？①通过“三集三提”，即集中培训提素质、集中研讨提问题、集中备课提质量。学校开展了形式多样的课程思政、全员育人的专题培训会、研讨会（线上和线下形式）。例如，开展课程思政素材设计比赛、课程思政优秀案例示范课、教研室教学研讨、课程组集体备课等活动，有效增强了教师育德意识、育德能力和自觉意识。②搭建平台，引导教师以教学微课大赛、教学多媒体课件制作大赛、教学创新大赛、教学能手大赛、教学新秀大赛、一流课程评比等教学大赛为契机，深度挖掘专业课程中的德育元素，将“新工科核心素养+课程思政”深度融合，进行课程思政的改革探索和实践。③教师通过自学、先进领学、集中研学、在线学、社会实践等学习方式，不断提升政治素养和育德能力。④专业教师要了解学生、关爱学生。没有对学生真正的爱，就没有真正的教育。教师要关注学生的思想状况、生活状况和学习状况。平时多与辅导员、班主任、学生干部、学生沟通交流，还可进入学生班级微信群、QQ 群，如实了解和掌握学生思想状态及生活学习状况，有的放矢地进行“新工科核心素养+课程思政”深度融合。⑤专业教师创新课堂教学模式和方法，打造有温度、有情怀、有吸引力的课程思政课堂，调动学生学习内驱力，使其坚定专业自信，树立正确世界观、人生观和价值观。

2. 修订课程教学大纲，明确课程定位

为了使“新工科核心素养+课程思政”融入整个教育教学过程，需从学生发展、行业发展、学情分析的角度，不断修订和完善制药工程专业人才培养方案，优化课程设置，更新教学大纲，整合教学内容，论证课程定位和课程目标，明确课程核心价值。以“新工科核心素养+课程思政”为导向，在大纲中明确将课程教学目标分为知识目标、能力目标和德育目标三个层次。结合具体章节知识明确各个章节课程思政教育内容，在课程教学中将知识传授与价值引导有机统一，使学生品德润心、公德善心、大德铸魂。

例如：制药工程专业的药剂学课程教学目标为，通过本课程的教与学，力求使制剂理论与生产实践相结合，掌握各类剂型制备工艺、质量控制的基本理论、基本知识和基本技术；分析、解决制剂过程中出现的问题；评价各类制剂质量；初步具备设计乳剂、颗粒剂、片剂制备工艺的基本能力；为从事药物制剂优质生产、充分发挥药效、保证用药安全，更好地为卫生保健事业服务打下扎实基础。药剂学课程思政育人目标为，引导地方高校药学类专业学生树立社会主义核心价值观，培养学生扎根基层和服务地方的职业素养。课程教学中挖掘人文精神，即对人类生存意义和价值的关怀；形成对医药文化、职业价值的认同感；明确科学素养、创新意识及科学家精神对药物研发和生产的促进作用；培养具有爱国情怀及工匠精神、胸襟广阔、勇于创新的制药人才。

3. 重构课程内容，融入课程思政

以“新工科核心素养+课程思政”为导向，站在学生发展高度，优化课程内容，逐渐向能力型课程转变。根据课程大纲，从深度和广度挖掘教学内容中的德育思政元素，明确课程思政融入点和预期成效，设计“课程思政”教学内容。课程思政内容一定要引起学生共鸣，促使学生产生深层次思考并能付诸实践。

课程思政融入点途径：①从知识点发现和发展、技术应用、产业和市场、与社会生活的关联中发掘；②从知识内涵的价值观、哲学、思维、逻辑、情感中发掘；③从教师个人成长道路、学科发展史、教师个人经历中发掘；④从失败教训、警示性问题、原因分析中发掘；⑤结合专业，从当前热点问题和难点问题出发，在寻求解决方案时呈现的价值观和思维方法中发掘；⑥从实验课中蕴含的对制度的敬畏与遵守、绿色环保、尊重生命、团队精神、发现与质疑、探索、创新思维中发掘；⑦根据课程内容蕴含的思政元素，提出问题导入课程，培养学生的工程思维能力，激发学习兴趣，提高学习主动性，促进学生对课程知识的理解吸收、内化与拓展。

例如：制药工程专业课程将“新工科核心素养+课程思政”贯穿整个教学实践过程，在对课程的整体设计、对课程内容所蕴含思政元素进行梳理的基础上，聚焦“家国情怀、社会发展、专业精神、三观塑造”4个层面为制药工程专业的“新工科核心素养+课程思政”育人主线，分层次、有计划、潜移默化地融入课内与课外、线上与线下、第一课堂、第二课堂的教学全过程，最终实现三全育人。如“药剂学”课程在讲绪论前，要求学生观看影片《我不是药神》，查阅相关资料，了解我国制药业现状、专利保护情况及我国目前自主研发新药的信息，分析我国仿制药研究水平。课堂上，学生制作演示文稿（PPT）进行讲解，培养学生服务意识、自主创新、科学研究的素养。“化工原理”课程，在学习传热和换热器内容时，将绿色生态文明的思政点融入教学过程中，引导学生从增大传热面积、增大平均温度差和总传热系数等方面入手，思考如何提高传热速率，培养学生节能减排和创新意识。制药工程专业课程的“新工科核心素养+课程思政”协同育人途径见图1-4。

（三）多样化、多元化立体育人模式

创新教学方法，让课堂氛围更有温度。让学生在行为体验与情感体验中产生共鸣，让知识的传授更有温度。以“学生发展”“学生学习”“学习效果”为中心，巧用思政元素，进行多种形式的翻转课堂。学生的学习状态由“让我学”向“我要学”转变，课堂由被动式、沉默式、问答式逐步向主动式、活跃式、对话式、思辨式转变。课堂上采用情景式、启发式、互动式、讨论式、探究式、案例式等教学方法开展快乐教学，提升课堂的趣味性和多样性，改善教学效果。

丰富教学内容，让课程内容更有深度。通过线上线下、课堂内外多元化协同育人。遵循“学习金字塔”原理，依据学习内容留存率由低到高依次是听讲、阅读、声音图片、示范演示、小组讨论、实际演练（做中学）、马上应用（教别人）的规律设计学习模式，将慕课（MOOC）、翻转课堂、混合式教学等教学方式与讲授式、讨论式学习模式相结合，实现线上线下教育相互补充，最大限度发挥线上线下协同育人功能。应用雨课堂、智慧树、学习通、钉钉、微课、MOOC等线上教学平台，布置预习作业，引导学生通过网络搜索、

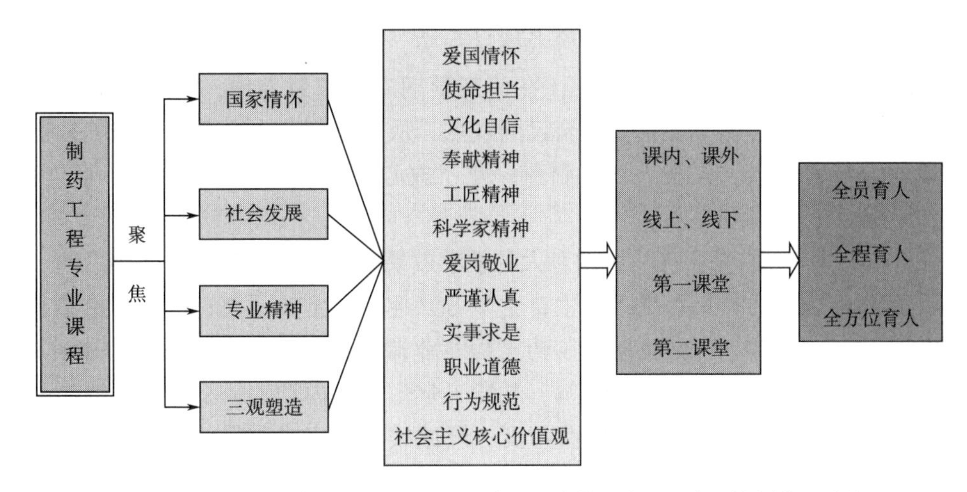

图 1-4 制药工程专业课程的“新工科核心素养+课程思政”协同育人途径

图书阅读、文献检索等方式，寻找“研究热点、医学前沿、行业发展状况”等方面案例，为学生提供学习和交流的机会，坚定文化自信，培养爱国情怀、工匠精神和勇于创新的精神。以问题为导向，通过对社会热点案例的讨论，关联用药安全和药事管理与法规方面的德育教育内容，增强学生法治观念、社会责任意识等。通过布置任务—方案设计（学生分组、查阅资料、讨论总结）—方案实施（学生代表到讲台分享学习成果，与大家互动、讨论）—总结（教师对学生的任务完成情况进行点评和考核）的教学方式，以学生学习和发展为中心，促使学生主动思考、善于表达，培养学生主动深度学习的习惯。这种积极参与和体验的学习方式可实现教学相长，同时使课程思政达到润物无声的育人效果。例如，在讲到灭菌和无菌制剂时，让学生查阅、筛选有关欣弗事件和甲氨蝶呤事件的资料，并要求学生针对问题寻求合理方案，小组通过讨论与合作，制作课件，选出代表在课堂上进行展示和分享，培养学生发现问题、分析问题的能力，启发学生遵守标准化操作规程，培养学生的岗位职责意识和社会责任感。

各教学环节渗透思政教育，实现立德树人润物无声。邀请企人员讲座，将企业精神、企业文化潜移默化地传输给学生；通过开展市场调研活动，培养学生良好的职业道德；在实习过程中渗透职业道德、企业文化、岗位职责、行为规范等；形成理论主课堂、实践大课堂、网络新课堂的多样化、多元化立体育人模式。通过教学过程中系统性、连续性渗透“新工科核心素养+课程思政”内容，拓宽思政教育传播途径，在知识传授与价值引领的统一中让思政教育更有力度。

（四）完善课程思政反馈与教学评价机制

鼓励学生、同行、督导随时分享课程思政的感悟、经验并提出反馈意见和建议，依据反馈意见和建议调整、修正、优化教学设计和内容，提升“新工科核心素养+课程思政”协同育人效果。建立常态化教学评价机制，使“新工科核心素养+课程思政”协同育人功能随时可督可查。“新工科核心素养+课程思政”协同育人教学评价包括评价教师教学质量和评价学生学习效果两部分。教师考核建议采用“学生课堂评价+教师同行互评+督导”等多维评价模式，同时将“德育效果”纳入教师评价考核、聘任晋升、奖励评优、选拔考察环节，引导教师积极、有效地开展立德树人工作。学生课程考核，平时成绩以学生课堂表现、相关内容讨论参与度、心得体会等为指标。在考试与考核过程中，适当在试题内容中嵌入思政元素，使课程思政延伸到教学评价过程中。例如，在药剂学期末考试试卷中，出了1道有关“毒胶囊”案例的分析题，学生根据案例发表自己的观点，从而对制药人必备人格修养和职业素养有了更深刻的认识和体会：先做人，再制药，做“放心药、良心药、救命药、平价药”，心怀天下、制药救人，不唯利是图。

“新工科核心素养+课程思政”协同育人的教学效果，以是否引起学生情感共鸣，是否有效激发学生的学习内动力，是否提高学生自主学习兴趣、课堂抬头率、课堂讨论参与度、开放式作业完成质量为标准。实践证明，制药工程专业课通过采用“新工科核心素养+课程思政”协同育人模式，引发了学生情感共鸣，激发了学生学习内动力，不同程度地提高了学生自主学习兴趣、课堂抬头率、课堂讨论参与度、开放式作业完成质量，提升了学生的学习效果，有利用学生全面发展。

（五）结束语

在培养制药工程专业学生过程中，以新工科建设为课程思政载体，形成“新工科核心素养+课程思政”协同育人模式，实现了协同知识育人、能力育人及德育育人的有机统一。学习过程划分为3个阶段，课前学生自主学习、课中与教师进行探究式学习、课后进行拓展性学习，每个过程都贯彻和实施“新工科核心素养+课程思政”协同育人理念，同时要遵循思政工作规律、教书育人规律及学生成长规律。为提升专业教师“新工科核心素养+课程思政”协同育人能力，应不断加强学习、拓宽视野，坚持知识价值同行，深入、广泛发掘专业课程内容中的思政元素，并坚持长期不懈进行课程建设。课程思政不是课堂思政，并不是每堂课、每个知识点都要有思政元素，关键是看最终对学生有什么效果。

所有教师都应履行育人职责，在传授课程知识的基础上，引导学生将知识转化为内在德行；引导学生将知识转化为精神系统的有机统一；引导学生将知识转化为一种素质或能力；引导学生将知识转化为认识世界的基本方法。“新工科核心素养+课程思政”协同育人模式是高校教师对于“传道、授业、解惑”的追本溯源，既要精于“授业”和“解惑”，更要以“传道”为责任和使命，时刻心系国家和民族，不忘肩负的国家使命和社会责任。但“新工科核心素养+课程思政”协同育人的总目标不是几位教师、几门课程就可以实现的，它需要依据专业特点，在单门课、课程群、教学团队等层面形成课程思政的点、线、面，循序渐进地系统性推进和创新性实践。

思考题：

作为未来制药从业人员，论述学习制药从业人员伦理学的意义。

第二章　制药伦理基本概念

药学道德与医药学相伴而生、共同发展，两者都是为维护和增进人类健康服务的。由于药学是一门特殊的学科，对药学人才的培养既要坚持技术上的精益求精，又要坚持德居首位。从科学的角度来讲，药品与毒品可谓一步之遥，药品质量是保证人类身心健康的关键，而要保证药品质量合格、疗效安全、对人类生命和健康有益，就要对生产、研制、开发和经营使用药品的实践人员实行道德约束，增强他们的责任感和使命感，确保其在药学实践中选择正确的道德行为。药学人员的责任感和使命感并非一日形成，是一个漫长的教育和潜移默化的陶冶过程。在药学大学生中开展医药伦理学教育，是培养药学人才的十分重要的教育内容。无数事实证明：放松了对药学人员的道德教育，就会使他们在实践过程中懈怠了自己的责任，甚至放弃了自己应尽的义务。从学生时代加强“药德”培养，可以使药学人员在身处专业大门的入口处时，就清楚该如何成为合格的药学人才，并且在行为的一点一滴中都能够按照道德要求严格自律。这将对祖国的药学事业发展具有极为重要的意义，真正实现药学人才是“人类健康天使”的荣誉。

第一节　制药伦理的含义

制药伦理是用伦理学理论和原则，来探讨和解决药学工作中人类行为的是非善恶问题。伦理学的研究对象是道德，“道德”与“伦理”这两个概念，无论在中文里面，还是在西文的对应词里，一般不做严格的区分。在日常用法中，会发现“道德”更多或更有可能用于人，更含主观、主体、个人、个体意味，当指现象、问题时，我们倾向用“道德”一词；而“伦理”更具客观、客体、社会、团体的意味，当表示规范、理论时，我们倾向用“伦理”一词。

一、道德与制药伦理

在中国古代的典籍中，“道”一般是指事物运动变化的规律，并引申为人们必须遵循的社会行为准则和规范；“德”即得，东汉时刘熙对德的解释是“德者，得也，得事宜也”。意思是说，“得”就是把人与人之间的关系处理得合适，使自己和他人都有所得。把“道德”两字连在一起用，始见于荀子《劝学》篇：“故学至于礼而止矣，夫是之谓道德之极。”可见，道德从它的原始规定和后来的使用来说，就包含着道德意识、道德规范和道德活动等广泛内容。它既是一种善恶评价，又是一种行为标准。在现代社会中，道德这个概念的科学含义包括三个方面的内容：一是社会的要求表现为道德的外部形式——行为规范；二是个体的内在约束力——表现为内在个人品质（人格）规范；三是表现为人类自我完善的一种手段

——肯定自己、发展自己、完善自己的特殊方式。

（一）道德的概念及本质

道德是人类社会特有的一种意识形态，是由一定的社会经济关系决定的，依靠社会舆论、传统习惯、个人内心信念和价值观念来维持的，以善恶评价为标准的，评价人们的行为，调节人与自然、个人与个人、个人与社会之间关系的行为规范和准则的总和。道德也是人们发展自己的一种特殊力量和方式。

道德属于上层建筑的范畴，是一种特殊的社会意识形态。它通过社会舆论、传统习俗和人们的内心信念来维系，是对人们的行为进行善恶评价的心理意识、原则规范和行为活动的总和。道德是一种特殊的社会意识形态，归根到底是由经济基础决定的，是社会经济关系的产物。社会经济关系的性质决定着各种道德体系的性质；社会经济关系表现出来的利益决定着各种道德的基本原则和主要规范；在阶级社会中，社会经济关系主要表现为阶级关系；社会经济关系的变化必然引起道德的变化。道德对社会经济关系的反映是以能动的方式来把握世界和引导、规范人们的社会实践活动。

（二）药学道德及特殊本质

"药德"是药学道德的简称，在现代医药伦理学中对药学道德具有明确的概念表述，即指药学人员在药学实践中正确处理药学人员与患者、服务对象关系，药学人员与社会的关系及药学人员与同仁关系的根本原则和行为规范。可见，药学道德是指导药学人员进行正确的道德行为选择的纲领和指南。相当长一个时期以来，医药伦理学教育一直是我国高等医药院校对大学生进行基本素质教育的一门重要课程，回顾过去的实践不难看出，高等医药院校要培养祖国医学事业发展的合格人才，必须对大学生进行综合素质培养，而药学大学生的伦理道德教育的经验深刻地启示我们，育药学人才，"药德"先行。

近几年，已初步形成了一系列制药行业法规和药学职业道德准则。其中，行业法规属于国家对药学人员、药事行为、药品做出的强制性规定，违反者将承担法律责任，受到惩罚；而药学职业道德准则主要是通过教育活动，融入药学人员的个人意志，使其自觉遵守，进而形成群体共同的行为准则和行为规范。

1. 药学职业道德的意义

药学职业道德是一般社会道德在医药领域的特殊表现，是从事药学科研、生产、经营、使用、教育和管理等工作的医药从业人员的职业道德。

"医乃仁术"，这是我国古人对医学特殊性质的认识，"治病救人"是古代医学的基本道德责任，它包含着朴素的人道主义精神和生命神圣论倾向。人们早已明确地认识，医生必须通过药品的功效才能实现其"仁爱救人""治病救人"的宗旨，从而要求凡是用于治病防病的药品，必须对人的身体无害，而对疾病有效。因此，追求药品的使用安全、治病有效，是我国自古以来的传统药学职业道德原则。

2. 药学职业道德的特点

由于药学工作直接关系着人民的健康和患者的安危，关系着千家万户的悲欢离合，因此，药学工作人员的服务质量与患者的健康和生命息息相关。

药学职业道德作为一种特殊的职业道德，除了具有一般职业道德的特点外，还具有自身的特点。高尚的药学职业道德要求药学工作人员具有扎实的药学知识与技能，在药学工作中容不得半点马虎。否则，就会出现差错，轻则增加患者的痛苦，重则危及患者的生命。同时，药学工作人员还应当具有对社会、对公众、对患者健康高度的责任感和献身精神；关心患者，热忱服务，一视同仁，平等对待；语言亲切，态度和蔼；尊重人格，保护隐私。

二、伦理学与制药伦理学

“伦”“理”二字，早在公元前8世纪前后的《尚书》《诗经》《易经》等著作中已分别出现。“伦”有类、辈分、顺序、秩序等含义，可以被引申为不同辈分之间应有的关系。“理”则具有分别、条理、道理、治理等意义。公元前4世纪的孟轲在《孟子》一书中说，远古之时，人们“逸居而无教”，近于禽兽，他很担心这种状况，于是“使契为司徒，教以人伦”。孟子所说的“人伦”，就是指“父子有亲，君臣有义，夫妇有别，长幼有序，朋友有信”。他认为：父子、君臣、夫妇、长幼和朋友之间的亲、义、别、序、信是最重要的五种人伦关系或道德关系。我国古代医药学家在长期的医疗实践中形成了独特的中医伦理学思想：“以人为本”“以德为崇”“以艺为精”“以礼为敬”。把“仁者爱人”“仁爱救人”和“仁术”等传统中医学之行为准则，贯穿于中医伦理道德体系之中。认为积极弘扬、探索和研究中医伦理学思想，对于创立我国现代医药伦理学，规范医生的从医行为和医药道德形成具有极其重要的现实意义。

制药伦理学是研究制药行业道德的一门科学。制药行业道德与药学相伴而生、共同发展，两者都是为维护和增进人类健康服务的。随着祖国医药事业的发展，加强医药职工队伍和药学实践人员的道德建设，重视行业内的道德理论研究，有利于实现依法治国和以德治国的有机结合，有利于促进社会主义精神文明建设。医药院校学生在学习医药学的同时，应重视培养和提高医药道德水平，为将来更好地为人民群众的健康服务奠定坚实的思想基础。

第二节　制药伦理的研究对象及任务

一、制药伦理的研究对象

（一）伦理学的研究对象

在伦理思想史上，由于不同时代的经济、政治、文化的变化和人类对道德现象认识的不断深化，道德作为伦理学的研究对象，在不同时期的不同思想家那里有着不同的理解和规定。

1. 旧伦理学

在古希腊罗马时期，苏格拉底（Socrates）和柏拉图（Plato）都把至善作为伦理学研究的主要内容，并强调四大品德之一的“智慧”。亚里士多德（Aristotle）认为：伦理学是研究人们的行为及品性的科学，或者说是研究人的道德品性之科学。

伊壁鸠鲁（Epicurus，见伊壁鸠鲁和伊壁鸠鲁学派）认为：伦理学所研究的主要问题是人生目的和生活方式，强调伦理学是研究幸福的科学。与伊壁鸠鲁学派对立的斯多葛学派，从强调义务出发，认为伦理学是研究义务和道德规律的科学。公元前1世纪的罗马思想家M. T. 西塞罗（M. T. Cicero），把他的伦理学著作称为《论义务》，并将古希腊的伦理学称为道德哲学，赋予伦理学新的意义。

在近代，人们对伦理学的对象更有不同的理解。他们认为：伦理学是研究人生目的的学问；是研究善和恶的学科；是研究人的行为、道德判断和评价标准，研究道德价值的科学；是研究理性原则和规律的科学；是关于情感意志的科学；是研究道德语言的科学等。所有这些关于伦理学研究对象的看法，都是围绕着道德问题提出的。除了把伦理学看作纯理论抽象的道德哲学的观点外，大多数伦理学家都承认研究的目的是寻找和建立一种调整人与人之间的关系、维护社会秩序和培养有道德的人的理论。他们或多或少地涉及伦理学的对象和任务问题，但都没有作出科学的界说。

2. 马克思主义伦理学

马克思主义伦理学把道德作为社会的、历史的现象进行研究，但不是简单地描述这些现象，而是在马克思主义的世界观、方法论指导下，研究道德现象中带有普遍性和根本性的问题，揭示道德的社会实质和发展规律。马克思主义伦理学认为：人们在社会生活中必然形成复杂的社会关系，其中必然包括道德关系；它受到社会关系中最基本的关系即生产关系或经济关系的制约。道德是在一定的经济关系基础上形成的社会意识形式之一；在阶级社会里，它主要受一定的阶级关系的制约。

人类社会的道德现象包括道德活动现象、道德意识现象以及与这两方面有密切关系的道德规范现象。所谓道德活动现象，主要指人们的道德行为、道德评价、道德教育、道德修养等个人和社会、民族、集体的道德活动；道德意识现象指个人的道德情感、道德意志、道德信念，以及各种道德理论和整个社会的道德意识；道德规范现象一般指人们在社会实践中形成的应当怎样或不应当怎样的行为原则和规范，是调整人和人之间关系的伦理要求或道德准则。这种原则和规范体现于由经济关系决定的各种社会关系中，并通过一定的传统习俗和生活方式表现出来。它一旦经过伦理思想家们的概括，又成为道德意识现象的一部分。

马克思主义伦理学强调全面研究道德现象，揭示道德现象的本质、作用和发展规律。它不像旧伦理学那样，只研究道德现象的某一部分或某一方面，也不是只陈述某些“道德事实”和“行为表现”，更不是单纯分析某些道德语言的逻辑结构。马克思主义伦理学的使命是从实际的道德现象出发，给这些现象以规律性和规范性的概括，从理论形态和行为准则上再现道德，使伦理学成为真正的科学。它既不是一种纯粹的理论科学，也不是一种单纯的应用科学。

（二）制药伦理

近年来，我国药学事业的监督管理力度不断加大，并取得了显著的成效。但在制度建设、实施与监督等环节仍存在许多尚待解决的问题。单一的管理不能很好地解决药学实践中的具体问题，还需要进一步加强职业道德这种自律性教育的规范与实施，以实现药事管理的规范化、科学化、法治化和国际化。因此，加强药学工作者以及药学学生的职业道德建设，研究药学行业内的职业道德理论已势在必行。

（三）制药伦理的研究对象

伦理学是一门关于道德的科学，它以道德现象为研究对象。制药伦理要成为一门科学，首先，在知识形态上必须具有严密的内在逻辑结构，形成较完备的理论体系；其次，就任何学科体系而言，要真正成为科学的体系，必须按照其对象的客观内在联系，根据指定的任务，运用正确的方法加以建立。基于此，我们可以概括地认为：制药伦理是一般伦理学原理在药业实践中的具体反映，它是运用一般伦理学的道德原则来调整、处理药学实践和药业科学发展中的人们之间、药学与社会之间关系问题而形成的一门科学。它与一般伦理学的关系是特殊和一般的关系。它的具体表述为，制药伦理是以一般的道德原则为指导，研究药学领域这一特殊职业道德产生、形成、发展与变化的规律，进而形成自身的道德原则、规范和范畴，是药业道德的理论化和系统化，是研究药学道德的科学。

制药伦理学以药学领域中的道德现象和道德关系为研究对象。制药道德现象是药学领域中人们道德关系的具体体现。它包括制药道德意识现象、制药道德规范现象和制药道德活动现象。制药道德意识现象指在制药道德活动中形成并影响医药道德活动的各种具有善恶价值的思想、观点和理论体系，如医药道德理论观点和医药道德规范体系等。制药道德规范现象指在一定条件下评价和指导药学人员的行为准则，如制药道德规范和制药道德要求等。制药道德活动现象指在制药道德意识支配下，围绕着善恶而进行的药学群体和药学人员个体行为的实际表现，如道德教育、道德修养、道德评价等。

二、制药伦理学的主要任务

根据上面对制药伦理学主要研究对象的分析，可以清楚看出制药从业人员伦理学覆盖了下列内容：其主体包括制药道德基本理论、制药道德基本规范和制药道德基本实践三大部分。在制药道德基本理论中包括制药道德思想的起源及其发展规律、制药道德的理论基础、制药道德的原则和范畴等；在制药道德基本规范中包括制药道德基本规范和药学不同领域中的具体道德要求等；在制药道德基本实践中包括制药道德的教育与监督和制药道德的评价与修养等。

综合以上制药伦理学的基本内容，可见制药伦理学的主要任务如下。

（1）构建制药伦理学的科学体系，丰富和完善伦理学中关于职业道德的理论和内容，肩负起建设社会主义精神文明的重任。

（2）深入学习和了解制药伦理思想的起源和历史发展规律，深入研究和探讨在制药道德实践基础上形成的制药道德的基本原则、规范和范畴，在职业实践基础上，培养药学人员发扬优良的道德传统形成新的道德观念，在药学各个不同实践领域中按照制药道德要求践行道德。

（3）深入开展制药道德的教育与监督、评价与修养这一内外相互作用的道德实践活动。针对当前药学行业的不正之风，有的放矢地开展学典范、学先进、批邪风等活动，提高药学人员的道德修养水平，促进药学事业的全面发展和进步。

第三节　制药伦理与应用伦理和相关学科的关系

一、制药伦理与生命伦理

（一）医学伦理学与制药伦理

制药伦理是从最初的医学伦理学以及医药伦理学中分离出来的，我们将其概括为用伦理学理论和原则，来探讨和解决药学工作中人类行为的是非善恶问题，即指药学人员在药学实践中正确处理药学人员与患者、服务对象的关系，药学人员与社会的关系及药学人员与同仁关系的根本原则和行为规范。

我国对医学伦理学发展阶段的划分，认为医学伦理学经历了古代医学伦理、近现代医学伦理学（传统医学伦理学）和生命伦理学。也有学者认为，当今的医学伦理学已开始发展到了一个新阶段——人口和健康伦理学阶段。可见，我国主要是把生命伦理学作为医学伦理学的一个阶段涵盖进去的。J. 斯图尔特·霍纳在《应用伦理学百科全书》中对此的界定也是如此：医学伦理学与生命伦理学经常混淆，但后者是前者的一个方面，只不过后者这 30 年一直占主导地位。

以往无论是国内还是国外，都有过分强调医学伦理学是应用规范伦理学的一个分支的倾向，对医学伦理学容易有这样的误解，即把医学伦理学只理解为应用规范伦理学，以为运用一般伦理学的道德原则即可解决具体问题。不仅事实并非如此，而且其中也忽视了医学本身对医学伦理学的作用。一方面，医学的本质和目的是维护患者的健康，治疗疾病，由此可见医学本身含有一种固有的伦理学——为患者谋利益。而且许多伦理问题的产生是医学科技发展的结果。另一方面，伦理道德对医学伦理学的作用也同样明显，如陈实功《外科正宗》中有“先知儒理，然后方知医理”之说，二者的结合便是中国古代的儒医；欧洲中世纪的医德观是基督教式的医德观；从英美医学伦理学中自主原则领先的医患关系模式到南部欧洲的仍以相互信赖式的医患关系为主导模式，更能看出伦理道德因素对医学伦理学所起的作用。简要来说，医学科技与伦理道德相互作用是医学伦理学发展的主要线索。

文艺复兴时期，科学革命给机械科学、物理学和化学带来巨大成功，医学也迈出了更坚定的步伐。哈维（Harvey）的心血运动论最终取代了盖伦的关于血液运动学说，在以机械论为主导的哲学思想指导下，以解剖学和生理学为主的实验医学在 18 世纪取得突飞猛进的发展。19 世纪的病理学有了长足进步，在麻醉和防腐两项技术出现之前，外科的全面进步是不可能的，19 世纪后期，外科有了真正的进步。近代实验医学家头脑中有尊重科学的道德理念，认为医学的最高尚任务莫过于延长人的寿命。由于一系列新的科学诊断和治疗方法出现，为医生关心、同情患者，为治疗疾病、解除患者痛苦提供了科学的、现实的保障，这都是最基本的医学人道主义的体现。18 世纪早期，英国对医生伦理学规范强调礼节，包括服饰和行为举止，即英国绅士和淑女风度。

20 世纪初，人们已经开始注意到医院开支的攀升，尤其是“二战”后，医院被视为医学诊治的精华之地。在 X 线之后，影像诊断随着 1972 年计算机断层摄影和核磁共振等技术的问世而大踏步前进，大量资金花费在医疗设备上。大约在 1960 年，第一批免疫抑制剂问世，使器官移植进入了新时代，当然也带来了道德和法律的困惑，如何时取器官、移植给谁等问题。20 世纪随着医学科研成果的增加，医疗服务取得明显进步，同时也引发更多的伦理学问题，1946 年的《纽伦堡法典》和世界医学会 1964 年对此修改而成的《赫尔辛基宣言》是医学科研中涉及人体实验的重要文献。

20 世纪中叶以前，传统的医学伦理学主要局限于临床的医疗实践，为培养医生提供职业道德行为规范。“二战”后，延长寿命已不是难事，在医学伦理学的持续发展中加入了新的内容，20 世纪 50 年代，人们开始审视医学和医学科技在社会道德层次上产生的影响：首先，以往被阻隔在医学之外的哲学家、神学家、律师、社会学家和心理学家对医学职业提出了他们特殊的看法；其次，随之而来的是这些看法对医学的发展有益，医疗职业中的人对这些外部的看法开始予以接受；最后，医学伦理学扩展其范围，应用到更广阔的社会伦理学问题领域，如一个社会中卫生服务设施分配的公正性等。因此，在20世纪60年代后，医学伦理学本身已经开始从原来全部关心指导临床医生行为的准则和法典中转向社会中的健康和疾病的伦理学方面，70年代后美国开始了对患者自主性的重视，这是当今的医学伦理学中的重要转变。

医学伦理学的本质是为了患者的利益，但具体什么才符合患者的利益，这随着时代的变迁和人们观念的变化而变化。表现在医学模式上，就是从以往普遍持有的“治病”到现在的“治生病的人”。在20世纪50年代之前，延长寿命就是对患者最大的善，而“二战”之后，延长寿命并不是唯一追求的目标，生命质量成为人们重视的主要内容，表现为患者的意愿是否得到尊重。

（二）生命伦理学

要研究制药伦理与生命伦理的关系就必须从医学伦理学与生命伦理学的关系着手。丹尼尔·卡拉汉（Daniel Callahan）在《生命伦理学百科全书》第二版的生命伦理学条目中，把医学伦理学与生命伦理学相比，认为“医学伦理学是古老的学科，代表很窄的范围，只强调医生的道德义务和医患关系，虽然在现今这仍很重要，但已不足以囊括所有的问题。生命伦理学则是指生命科学中更广阔的道德领域，包括医学、生物学、环境中的重要方面、人口和社会科学等”。

自20世纪五六十年代起，由于新科技的问世和文化观念的改变，人们重新对生与死、对疼痛的忍受、对自己生命的权利、对他人和社会的义务等进行思考，于是产生了一个全新的领域——生命伦理学。它代表一种全新观念的转变，不仅指开创一个新领域（伦理学和生命科学的交叉），而且代表一种学术思想、政治因素对医学生物和环境的影响等。狭义地说，生命伦理学仅指在面向科学技术的巨大变化时产生的新领域；广义地说，它已经延伸到法律、政治、文化、历史学科，以及大众媒体、哲学、宗教、文学等社会科学学科。生命伦理学是广义的，即它的研究范围已从临终患者床边的医务人员个体所面对的道德上的困惑，延伸到全社会公民和立法者在努力制定平等的健康或环境政策时所面对的公众的和全社会的选择。

对生命伦理学的产生容易有这样的误解，即生命伦理学多被简单地理解为只是因为生物医学高科技的出现才产生的，这是其中的主要因素，但事实上，生命伦理学的产生是多种因素共同作用的结果。除了以上医学方面的因素，把公众卷入医疗的伦理学问题中的文化和社会运动也起到史无前例的作用。城市化进程的日益加快和随之而来的人口分布的不均匀，增加了享受医疗服务的障碍；较高的生活水平和受教育程度的提高，使（病）人的思维更加复杂，自我保护的意识明显提高；20世纪五六十年代政府对生物医学科研的投入加大引起受试者保护问题；人们购买医疗保险的能力在20世纪30年代因以雇佣为基础机制的引入而戏剧性地得到提高，现由于太注重技术化，美国的医疗服务成本急剧上升，民众购买保险的能力减弱，大部分美国人仍不能得到足够的医疗照护。另外，20世纪60年代末的消费者权益运动（起始于20世纪60年代对低劣食物的抗议）开始影响医疗服务制度，20世纪70年代的患者权利运动是更大的民事权利的一部分，妇女运动也把人们的注意力引向对女患者的关心，也影响人们对生育控制和人工流产问题以及家庭和人口政策问题的看法。同时期的和平运动和日益增加的生态运动把人们的注意力引到由于战争、环境和污染问题而引发的国际健康问题。因为核武器对人类健康的威胁，医生的社会责任在1971年被提出。这些思考对医学在维护世界人口的整体健康和完好方面的角色提出挑战。以上这些社会和文化方面的趋向和生物医学科学的发展共同构成了20世纪60年代末开始的生命伦理学运动，而且这些也是20世纪80年代美国的社会和政治危机。

从具体事件来看，20世纪60年代以后，人们广泛使用肾透析、器官移植，但在透析对象的选择上遇到难题；1967年的心脏移植的成功引起死亡标准的讨论，以及1968年哈佛大学提出了脑死亡标准；流产在医学上很安全，避孕药丸、产前诊断、重症监护室（ICU）的广泛使用、人工呼吸机等均已普遍出现，但昆兰案件的撤掉呼吸机和安乐死问题引起普遍关注；人们从传统上死在家里到现在的死在医院里，观念上发生了戏剧性的转变；“二战”后生物医学研究取得成果后的应用，美国的几起未得到患者知情同意所做的人体实验引起道德谴责；蕾切尔·卡逊（Rachel Carson）的《寂静的春天》的出版，掀起了保护环境的浪潮；美国的民主权利运动、个人主义、女权运动也在兴起……但人们在与之平行的文化进程方面又远未跟上这些变化，这是生命伦理学为何能引起公众如此关注的一个主要原因和历史背景。

总之，生命伦理学是研究生命的伦理与道德问题的学科，包括人类生命、动物生命、植物生命等方面的伦理与道德问题。生命伦理学是一门跨学科的学科，涉及哲学、社会学、心理学、医学、生物学等多个领域。生命伦理学的目的是探讨生命的价值、尊严和权利等问题，以及如何在保护生命的前提下平衡各种利益和价值。生命伦理学的研究范围包括生命的价值和尊严、生命的权利和利益、生命的保护和发展、伦理决策和伦理问题等内容。生命伦理学的伦理问题主要包括生命的价值和尊严问题、生命的权利和利益问题、生命的保护和发展问题、伦理决策和伦理问题等。生命伦理学的伦理决策需要遵循尊重生命的价值和尊严、平衡生命的权利和利益、保护生命的健康和福利、解决伦理问题和纠纷等原则。

二、制药伦理与环境伦理

环境伦理学是研究发生于人、社会、自然三者相互作用产生的道德现象的科学，而人、社会、自然三者各自的内部运动规律又是不尽相同的，这就使环境伦理学研究的内容具有了复杂性和广泛性。

人是一个具有主观能动行为作用的生物。他的行动目标一般是实现自己的生存利益。社会环境是由人类个体构成的，它的生存和发展具有和个体不完全整合的利益目标。一般地说，人类个体的生存利益和社会利益在宏观上应该是一致的，但在微观具体行动上往往存在尖锐的矛盾和对立，因此产生了人类个体为了一己私利而采取不利于社会整体利益的不道德行为。怎样协调这种道德关系，就是环境伦理学研究的第一部分内容。

自然环境系统作为构成环境伦理道德现象的一方，它的内部机制运行规律服从的是更加宏观的宇宙演化定律。在人类未完全认识和掌握这个定律之前，自然环境对人类作用于自己的种种不道德行为的反应往往是表现得相当盲目和随机的。在未能驾驭这种盲目随机反馈机制之前，人们主要是从调控人类个体和群体对自然环境系统的道德行为着手，以获得人类和自然环境的和谐共存，直到共同组成一个整体，向未来的宇宙世纪过渡，这就是环境伦理学研究的第二个目的和第二部分内容。

概括地说，环境伦理学的研究内容首先是作为道德行为主体的环境意识、环境道德观念、环境道德情感、环境道德信念、环境道德原则、环境道德规范等一系列人类主观内省性的环境伦理学理论性内容。第二部分内容则包括了作为人类环境伦理是非标准的环境道德评价、环境道德教育，以及环境道德行为计量性控制指标体系——环境政策、法规等的环境道德基础研究。此外，还要掌握自然环境系统运动规律和一定的自然科学知识，否则就无法正确理解、把握和预测人、社会、自然三者间环境伦理道德关系变化所导致的结局。

环境道德的一个重要内容就是，人们应当热爱大自然。热爱大自然，实质上也是对人类本身的热爱，是对生活的热爱，是对生命价值的重视。自觉遵守这样的社会公德，从根本上说，是对大多数人的利益的维护，是对人类的生存利益的关心，也是对子孙后代利益的关心。有了这样高尚的道德情操和品质，就有助于我们自觉克服对自然界生物的自由主义和无政府主义错误态度，自觉遵守环境保护的共同行为准则。当然，我们应当把这些道德要求体现在具体的实际行动上，比如要千方百计来节约自然资源，爱护花草树木，决不伤害国家规定要加以保护的野生动物，注意维护人文景观；按规定防治废渣、废水、废气和噪声污染；自觉维护公共卫生，不随地吐痰，不乱扔垃圾等等。只要我们齐心协力，就能营造出一个美好的自然生态环境。

制药行业属工业范畴，其生产过程中会产生大量的废水、废气和固体废物，这些“三废”的排放对环境造成极大的污染，因此防治制药企业“三废”具有十分重要的意义。

（一）废水的防治

1. 生产工艺改进

化学制药厂废水中含有大量的有机物和无机盐，应根据生产工艺的不同特点，对生产流程进行改进，减少废水的产生。

2. 预处理系统建设

化学制药厂废水中含有许多难以降解的有机物和大量的离子，对废水进行预处理可以有效地处理废水。在预处理环节，可以采用生物法、物化法或其他新型技术进行处理，以减少废水中有害物质的含量。

3. 生物处理技术

化学制药厂废水中固有的有机物和氮、磷等成分，可以采用生物处理技术来降解、去除。生物处理采用生物膜技术、生物滤池技术、活性污泥工艺等方法，有效地处理了废水中的有机物、氮、磷等成分。

4. 物理化学处理技术

针对化学制药厂废水中含有重金属、化学毒性物质等特点，可以采用物理化学处理技术来清除废水中的有害物质，如膜处理、离子交换、吸附等技术。

（二）废气的防治

1. 源头控制

化学制药厂废气中的主要有害物质是有机物和氮、磷等化学物质，应在源头上尽量减少和控制有害物质的排放。

2. 减量化处理

化学制药厂废气排放量大，应采取措施，如增加设备的封闭性，改善生产流程，减少废气的产生等进行减量化处理。

3. 生物处理技术

通过生物滤池、生物反应器等生物处理技术可以实现废气净化的效果。这些技术的原理是利用微生物对废气中的有害物质进行氧化，从而降低有害物质的浓度。

（三）废物的防治

1. 源头减量

化学制药厂的固体废物主要是生产过程中产生的包装废弃物、废弃原料和固体废弃物等。可以采取措施减少废物的产生，如优化生产工艺流程，减少使用包装材料等。

2. 分类收集

根据固体废物的特性进行分类，如对可回收的废物、有毒有害物质等分别进行处理，以便更有针对性。

3. 无害化处理

对于化学制药厂的固体废物，采用物理化学方法处理不太可行。可以考虑垃圾填埋、焚烧等方式，以达到无害化处理的效果。

4. 资源化利用

废物中含有宝贵的资源，例如，生产中用于回收的溶剂等。通过采用回收再利用等方式，将固体废物转化为资源，达到资源化利用的效果。

在制药和化工领域，随着生态环境治理的紧迫性和重要性日益凸显，全国各地的环保工作正在全面加速。化工制药行业作为重点污染行业之一，其废水处理问题成为关注的焦点。如何优化化工制药废水处理，确保废水达标排放，对保护生态环境具有重要意义。废水治理已经成为生产过程中不可或缺的重要环节。对于化工和制药企业来说，提高废水处理效率、降低设备和运维成本、优化工艺流程以及注重细节质量是其必须面对的重要课题。企业的盈利固然重要，但更重要的是它们所承担的社会责任。在环境治理方面表现先进的企业，才是真正优秀的企业。

总之，制药企业“三废”防治工作的开展是一个全过程的系统工程，需从源头控制、技术改造、科学管理等方面入手。只有不断增强环保意识，采取多种综合措施、高效处理技术，才能彻底净化制药企业的“三废”，提高制药企业生产过程中的环保效益。制药企业在管理过程中要坚持环保理念，加强绿色环保工作，以减少对生态环境的影响。同时，制药企业应加强与政府、社会、客户和供应商等各方的合作，建立绿色供应链和绿色生态系统，推进制药业向绿色化转型。

附：《推动原料药产业绿色发展的指导意见》（工信部联消费〔2019〕278号）

工业和信息化部

生态环境部

国家卫生健康委员会

国家药品监督管理局

2019年12月20日

原料药处于医药产业链上游，是保障药品供应、满足人民用药需求的基础。近年来，我国原料药产业快速发展，对保障人民健康、促进经济发展发挥了重要作用。同时，原料药产业还存在产品同质化严重、产业集中度不高、生产技术相对落后、环境成本较高等问题。为进一步推进原料药产业绿色升级，助力医药行业高质量发展，现提出以下意见。

一、总体要求

（一）指导思想

坚持以习近平新时代中国特色社会主义思想为指导，全面贯彻党的十九大和十九届二中、三中、四中全会精神，坚持新发展理念，深入推进供给侧结构性改革，通过调整产业结构、优化产业布局、推动技术创新、推行绿色标准、严格行业监管，不断促进产业集聚，提升绿色生产水平，实现原料药产业高质量发展。

（二）基本原则

坚持市场主导、政府引导。强化企业市场主体地位，形成有效的激励约束机制，倒逼落后产能退出，推动企业转型升级。发挥政策对推动产业绿色发展的导向作用，完善产业政策和监管标准，营造良好市场环境。

坚持优化布局、集聚发展。加强产业布局规划，加快原料药企业升级改造，促进原料药产业与区域环境协调发展。整合行业优势资源，提高基础设施保障能力，推动原料药企业向环境承载能力强、生产配套条件好的区域集聚。

坚持创新驱动、绿色发展。加快绿色产品开发和技术进步，依法依规淘汰落后产能，推动提升行业绿色发展水平。整合行业创新资源，打造绿色制药技术联盟，突破制约原料药绿色发展的技术瓶颈。

坚持提升质量、保障供应。加强生态环境、药品质量和职业健康监管，树立质量为先的经营理念，落实企业主体责任，提升原料药产品质量。推动整合产业链上下游资源，建立药品供应保障联盟，提高原料药供应保障能力。

（三）主要目标

到2025年，产业结构更加合理，采用绿色工艺生产的原料药比重进一步提高，高端特色原料药市场份额显著提升；产业布局更加优化，原料药基本实现园区化生产，打造一批原料药集中生产基地；技术水平有效提升，突破20项以上绿色关键共性技术，基本实现行业绿色生产技术替代；绿色标准不断完善，建立原料药绿色工厂、绿色园区、绿色管理标准评价体系，发挥优势企业绿色发展引领作用；清洁生产水平明显提高，单位工业增加值能耗、二氧化碳排放量、用水量以及二氧化硫、氮氧化物、挥发性有机物等主要污染物排放强度逐步下降。

二、重点任务

（一）调整产业结构

鼓励优化产业资源配置，推进绿色生产技术改造，提高大宗原料药绿色产品比重，加快发展特色原料药和高端定制原料药，依法依规淘汰落后技术和产品。完善原料药行业准入标准，严格质量、环保、卫生等标准，强化市场竞争机制和倒逼机制，减少低水平重复，逐步提高原料药产业集中度和规模化生产水平。

（二）优化产业布局

按照生态保护红线、环境质量底线、资源利用上线、生态环境准入清单要求，合理规划产业区域布局，新建项目应位于依法设立的产业园区，并符合产业园区规划环评、建设项目环评要求。逐步提升原料药主产区绿色发展水平，加快环境敏感区企业升级改造和产业转移，环境空气质量未达标城市应制定更严格的准入标准。

（三）加快技术创新与应用

强化企业技术创新主体地位，健全产学研用协同创新体系，集聚创新技术人才，激发创新主体活力，增强原始创新和集成创新能力。聚焦产业绿色发展需求，加快推进绿色技术攻关和产业化应用，推广高效提取纯化、绿色酶法合成、微通道反应等绿色工艺，突破一批关键核心绿色技术，培育一批高质量创新型企业，打造一批创新平台、战略联盟、示范基地。

（四）推行绿色生产标准

以提高质量、节能降耗、清洁生产、污染治理、循环利用和生态保护为着力点，制定推行原料药绿色工厂、绿色园区、绿色管理标准，构建资源节约、环境友好、生态文明的绿色生产体系。健全绿色生产评价体系，组织行业协会开展对标评价，鼓励企业申报绿色工厂，发挥优质企业标杆引领作用，推动提升行业绿色发展水平。

三、组织实施

（一）加大政策支持力度

充分利用现有资金渠道，支持建设技术创新平台、推行生产技术改造、开发绿色新产品。创新金融服务产品和服务方式，推动发展绿色信贷业务，加大原料药绿色生产金融支持力度。对临床急需、市场短缺的原料药予以优先审评审批。通过推动实施差别化错峰生产等方式，支持原料药集中清洁生产和产业集聚发展。对因超标排放等环保因素需要停产整治的短缺药品制剂或原料药生产线，通过依法给予合理生产过渡期的方式，保障短缺药品稳定生产供应。

（二）落实企业主体责任

强化企业绿色发展的主体责任意识，督促企业健全环境保护、职业健康和社会风险管理体系，主动加强风险防控，定期发布社会责任报告。推动企业建立健全环境保护、职业健康、节能降耗等内部管理制度，提高从业人员专业素质。建立健全信用评价机制，实施失信联合惩戒，营造良好发展环境。

（三）严格行业监管标准

严格环境准入，加强原料药生产企业排污许可管理，严格持证、按证排污，落实制药工业大气污染物排放标准，重点区域执行特别排放限值，强化源头预防、过程控制、末端治理等综合措施，做好无组织排放管控，确保实现稳定达标排放。加强原料药生产质量监管，严厉查处各类违法违规行为，保障原料药企业持续合规生产。

（四）推动建设原料药集中生产基地

合理规划原料药产业布局，指导制定行业绿色园区评价标准，支持地方依托现有医药、化工产业园区，通过结构调整、产业升级、优化布局，开展原料药集中生产基地建设，实现公共系统共享、资源综合利用、污染集中治理和产业集聚发展。对因原料药问题引起药品短缺的，可在国家组织开展撮合时，一并将原料药纳入撮合范围，并引导基地承担短缺原料药生产任务。

第四节　学习制药伦理的意义和方法

一、学习制药伦理的意义

（一）药学人才——人类健康的天使

科学的发展离不开人才的推动，没有高级的专门化人才，就不会有科学的进步和社会文明的发展。历史事实已经充分证明了人才在事业发展中的重要作用。那么，什么是人才？人才的标准又是什么？在21世纪，如何顺应时代要求，培养人才的综合素质等一系列问题，会伴着时代发展接踵而至。要回答这些问题，有必要从人才的含义开始探索。

1. 创造性是人才的本质特征

人才学告诉我们：人才是具有一定社会活动能力，以自己的智力和专门知识进行创造性劳动，在认识、改造自然和社会的实践领域，对人类社会进步能够或者已经做出突出贡献的人。从一般的意义上讲，人才就是德才兼备的人。创造性是人才的本质特征，这是由人才从事的创造性劳动决定的。所谓创造性劳动，即以前不存在的物质或精神成果，经人才的努力实践得以产生或生成，并且这些物质或精神成果对人类发展和进步的意义重大。而要使这些创造性成果不断涌现，培养人才及培养具有创造力的人才是高等学校在经济全球化时代所面临的十分重要的战略任务。

高等学校是国家培养高级专门人才的摇篮，是培养社会主义事业合格接班人的坚强阵地。然而，在知识经济初见端倪、市场经济深入发展、世界政治多极化，以及经济全球化趋势日益增强、综合国力竞争日趋激烈、科技日新月异的时代背景下，人才不仅要具有合理的知识结构、精湛的技术技能，还应该具有改革创新的思维，顽强、锐意进取的意志品格及全面发展的法制道德观念。应既具有做事的本领，又具有做人的修养，只有如此，高等教育才能实现将其培养为社会主义现代化服务的合格人才的办学目标。

2. 药学人才，“药德”最重要

如果说医学处在对人类疾病和健康进行诊治的起始阶段，那么药学则是对疾病给予攻击和治愈的关键。药品在维护人类生命和健康的过程中，始终被认为是不可或缺的重要手段，药品的研制与开发、生产与销售、使用与管理能否在实践的过程中保证科学、准确、合理、经济、高效，药学人员的素质是重中之重。历史上许多著名医药学家在培养和选拔医药学人才时坚持将具有“仁爱”之心的要求放在首位，这在客观上表明了品德在药学人才素质构成中的重要性。

事实上，由于药学是一门特殊的学科，对药学人才的培养既要坚持技术上的精益求精，又要坚持德居首位。从科学的角度讲，药品与毒品可谓一步之遥，药品质量是保证人类身心健康的关键，而要保证药品质量合格、疗效安全、对人类生命和健康有益，就要对生产、研制、开发和经营使用药品的实践人员实行道德控制，增强他们的责任感和使命感。而药学人员的责任感和使命感并非一日形成，其是一个漫长的教育和潜移默化的陶冶过程。在药学大学生中开展医药伦理学教育，是培养药学人才十分重要的教育内容。现实的无数事实证明：

放松了对药学人员的道德教育，就会使他们在实践过程中懈怠自己的责任，甚至放弃自己应尽的义务。从学生时代加强“药德”培养，可以使药学人员能够在刚刚进入专业大门的入口处，就清楚该如何培养自己成为合格的药学人才，并且在行为的一点一滴中能够按照道德要求严格自律。这将对祖国的药学事业发展具有极为重要的意义。

（二）制药伦理对“药德”的规定

“药德”是药学道德的简称，现代医药伦理学中对药学道德具有明确的概念表述，即指药学人员在药学实践中正确处理药学人员与患者、服务对象的关系，药学人员与社会的关系，以及药学人员与同仁关系的根本原则和行为规范。可见，药学道德是指导药学人员进行正确道德行为选择的纲领和指南。

现代制药伦理继承了中国古代优秀的传统道德精华，在处理药学人员与患者、服务对象关系时，强调赤诚济世、仁爱救人和一视同仁的道德要求，当患者和服务对象有求之时，应该给予极大的同情和关怀，尽可能给予可以做到的帮助，甚至无偿奉药；在处理药学人员与社会关系时强调坚持原则、清廉正直及忘我献身的道德境界，当社会发生重大自然灾害、瘟疫流行之时，药学人员应负起肩头的责任，为解除人类疾病的痛苦做出应有的贡献。在处理药学人员同仁关系时强调谦虚谨慎、尊师重道及团结协作的道德品格。当面对重大疑难课题需要解决之时，药学人员应团结友爱、淡泊名利，将集体、社会利益置于个人利益之上，在建立起良好同仁关系的基础上，携手并肩，共创未来。

制药伦理在药学人才的素质教育中发挥着积极的作用，特别是在经济全球化的今天，制药道德由于其领域的特殊性和广泛性而具有普遍意义。药学科学的发展、药品疗效作用的发挥及国际性的伦理规范在指导药学人员实践过程中发挥了普遍性作用和影响。在药品临床试验研究的过程中的基本道德要求及伦理委员会制度建设的经验告诉我们：知情同意、有利无伤、自主选择及公平公正是医药道德的基本原则。所有这些要求和思想，都将对药学人才综合素质的增强、道德水平的提升、个性人格的完善及奉献精神的培养具有战略意义。

（三）制药伦理的作用

（1）激励药学职业道德包括对药学职业认识的提高、职业情感的养成、职业意志的锻炼、职业理想的树立，以及良好的职业行为和习惯的形成等多方面的内容。

（2）药学职业道德在协调医药行业内部关系，完成和树立医药行业新风貌方面有着直接的促进作用。医药人员通过药学职业道德的自我教育，总结医药行业的优良传统，不断纠正本行业的缺点。

（3）调节医药领域涉及工业、农业、商业、行政等诸多方面的外部关系，以及医药行业内部的各种关系，其难免会发生某种利害冲突和意见分歧，药学职业道德则可以在思想、感情、作风和行为等方面起到能动的调节作用。

（4）约束药学工作人员在履行自己的职业任务时，应当顾大局、讲原则、守信用、公平竞争、诚实待人、廉洁奉公。对于各种歪风邪气有着显著的约束作用。

（5）督促和启迪医药行业需要道德觉悟和专业才能的辩证统一，这样才能做好本职工作。专业才能是搞好药品生产、经营和药学服务的基础，道德觉悟则是搞好药品生产和医药服务的动力。促进大学生将学习书本知识与投身社会实践有机统一具有极大的推动作用。

道德责任观念的增强又往往是与学习专业知识和研究专业问题相伴而生的。如在现代转基因药物的开发与研制过程中，对目的基因质量的确保不仅具有科学意义，而且具有道德意义。这样的一种道德认识需要大学生在学习专业知识的课堂上去理解专业实践行为的道德意蕴，需要专业课堂在知识传授的过程中增加育德思想，做到以知识启发人，以真情感染人，以道德教育人，以理想引导人。只有如此，才能使药学人才的道德素质教育收到实效。

总之，加强药学人员的职业道德建设是现代精神文明建设的一个重要组成部分，药学人员的职业道德直接关系到患者用药安全和生命安危，关系到现代医药学事业的发展和整体医疗质量的提高。制药伦理在药学大学生成长和成才过程中，以及在药学人才的综合素质形成过程中，具有十分重要的意义和不可替代的作用。无论在内容上还是在教育的途径和方法上，制药伦理教育、教学也需要与时俱进和不断创新，但是有一点是坚决不能动摇的，那就是应该坚持理论联系实际的原则，用理论的内容和对知识的理解指导药学人员的具体实践，从而真正实现高等医药教育培养又红又专、德才兼备的优秀人才的目标，推动社会文明进步，确保药学为人类的健康和长寿服务。

二、学习制药伦理的方法

（一）辩证唯物史观法

医药道德属于社会意识范畴，社会存在决定社会意识。医药道德是一定历史条件的产物，每一种医药道德思想和观念的产生总是与当时的社会经济和医药科学发展状况相对应，并受当时社会的诸多条件影响。医药伦理学的全部内容均具有其历史必然和合乎逻辑的发展，是一门继承古今中外传统文化精华，并适应中国当前社会的一门现实性极强的道德学说。因此，学习这门课就要坚持历史和逻辑相统一的方法，以历史为基点，深入研究医药道德产生和发展的根源和条件，只有如此，才能科学说明医药道德的产生及其发展规律。

（二）系统法

系统法是马克思主义哲学中联系的观点的体现。医药伦理学是一个科学的系统，它既有医药道德的基础理论、原则、规范和范畴，又有医药道德在不同领域的具体规范，还有医德实践活动，即道德的教育、修养和评价。这些知识既独立成意又相互联系，要系统来掌握，不能割裂开来。另外，医药伦理学与上层建筑当中的政治、法律、新闻传播、艺术等相互影响，而它们又是由社会经济基础所决定的。所以学习医药伦理学要把它放在社会整体系统当中，不能只见树木，不见森林。

（三）理论联系实际

理论联系实际是马克思主义“活的灵魂”，也是学习和研究医药伦理学的根本原则和方法。要做到理论联系实际，一方面，必须认真学习医药伦理学的基本理论及其相关学科的知识；另一方面，注意把握医药科学发展的动态，将医药科学、医药法律和医药道德知识有机统一起来，运用马克思主义联系的观点，对医药道德案例进行医药学、伦理、法律、文化、经济的综合考察和分析，及时将医药科学中遇到的道德新问题，运用掌握的医药道德理论与相关道德规范加以分析，这既是案例分析方法的体现，又是系统学习方法的体现。只有如此，才能在实践中发挥医药伦理学的积极作用。

（四）比较法

比较法是指通过探求此事物和彼事物之间的异同点，进而发现事本质的研究和学习方法。

学习制药伦理可以有横向比较和纵向比较，同类比较和异类比较。纵向比较是从时间比较不同历史时期、不同阶段下医药道德观念的变迁，了解医药道德观念的渊源；横向比较则是从空间上比较不同地域、不同社会条件和文化背景下的医药道德观念的异同，分析其原因，以借鉴经验。同类比较是将同一类医药道德观念、行为进行比较，发现其相同的程度和性质，并揭示其不同之处。有比较才会有鉴别，有鉴别才会有所提高。学习医药伦理学采用比较的方法可以使医药人员辨明是非、善恶、美丑，清楚哪些是科学的、进步的、正确的，哪些是伪科学的、落后的、腐朽的，进而扬其精华，弃其糟粕，不断加强自身的品行修养，达到自我教育、自我提高、自我修养、自我完善的目标。

（五）归纳和演绎法

归纳法是指由一系列的具体事实概括总结出一般原理的一种思维方法，即从特殊情况出发，观察、总结规律，然后推广到一般情况。演绎法是指从某一前提出发，以逻辑关系推导出结论的一种思维方法，即从已知的一般规律出发，通过逻辑推理得出特殊情况的结论。若对大量的医药道德现象没有归纳就不能去粗取精、去伪存真地整理；没有演绎就不能由此及彼、由表及里地分析而得出正确结论。所以学习医药伦理学应坚持采用这种方法，科学地分析和综合，寻找医药道德现象的本质及医药道德关系发展的规律性，使学习深入、扎实。

思考题：

(1) 简述药学职业道德的特点。

(2) 简述制药伦理的研究对象及任务。

(3) 论述制药伦理与环境伦理的关系。

第三章　制药伦理思想溯源

纵观中西医药学发展的历史，不难发现，制药伦理思想总是与医药科学的发展相伴而生，两者共同发展，都是为维护和增进人类健康而服务的。由于历史发展，不同时期的医药学水平不同，医药学研究的重点各异，医药学家所处的时代背景和社会历史条件决定了制药伦理思想，其在历史发展的不同时期表现出不同的路径及迥然有异的特征。

第一节　制药伦理的理论基础

一、人道论与生命论

（一）人道论

广义的人道主义指一切维护人的尊严、尊重人的权利、重视人的价值的以人为本的思想和精神。医药学人道主义指在医药服务活动中表现出来的同情和关心患者、尊重和维护患者的人格和权利、维护患者利益、珍惜患者的生命质量和价值的伦理思想。

1. 医药学人道论的主要内容

（1）尊重患者的生命。这是医药学人道主义最基本的思想，人是天地万物间最有价值的个体，生命对任何人来说只有一次，是不可逆转的。因此生命是最神圣、最宝贵的。珍重生命，尽全力治病救人是医药工作者的天职。

（2）尊重患者的人格。患者的尊严理应得到医药工作者的尊重和维护，使患者心理得到安慰。对待患者应该真诚、同情、关心、爱护，绝不能有任何的冷漠、歧视，对待精神病患者、传染病患者和残疾患者更应如此。

（3）尊重患者的生命价值。其就是在尊重患者生命的前提下，能从生命的内在、外在价值联系地、全面地衡量其生命的价值和意义。对新生患者要重视其生命质量，对丧失社会属性、带来巨大经济支出又自身遭受痛苦折磨且不可逆转的患者，要综合衡量并尊重其生命质量和价值。

（4）尊重患者平等的医疗权利。人人享有平等医疗权是医药学人道论追求的理想。药学人员应该尊重患者平等享受药事服务的权利，对患者一视同仁。无论对方的政治、经济、文化、宗教、社会地位等有什么差别，都应该平等对待。

2. 医药人道论的时代发展

（1）医药人本论概述。

现代医药人本论是以人为本的理论在医药活动领域的必然体现，也是对传统医药人道主义论价值观的继承和发展。它是关于在医药学利益关系中以患者为本的医药伦理学理论。它研究和回答的是为什么应将患者的生命和健康放在首位，为什么要同情、关心患者并尊重其人格和人权等问题。

医药人本论注重人，尤其是患者的生命健康利益在所有医药学价值追求中的最高地位，强调患者的生命健康利益在判断行为善恶中的本体地位。随着21世纪以后“以人为本”理论在我国的确立及医药伦理学研究者的努力，医药人本论逐渐从传统的医药人道主义中独立出来，发展完善成为我国现代医药伦理学理论体系的基本理论之一。

（2）医药人本论的主要内容。

①“以患者为本”是医药人本论的核心与本质。它强调患者生命权利的至高性，反对将患者的其他权益或其他人的权益置于该患者的生命权利之上。要以患者的健康为本，人的良好健康状态是医药学的根本目的，一切为了医药学发展或其他利益而违背患者健康利益或给患者健康带来伤害的行为都违背医药道德的。

②“以医药服务人员为本”是医药人本论的重要内容，是现代医疗管理和药事服务的重要伦理考量。医药学是服务于人类生命健康的事业，医药服务人员特别是一线服务人员是医药学服务的主体。医药机构的建设，无论是管理、服务都需要依靠医药服务人员，只有奉行以医药服务为本的管理理念，才有可能最大限度地解放医药服务人员的生产力，充分激发医药服人员的创造力，使之在医药实践中体现自身价值。

（二）生命论

医药学是为人的生命健康服务的，如何认识和对待人的生命成为医药伦理学的出发点。同时医药学为人的生命服务的性质决定了生命论作为医药伦理学基础理论的重要地位。生命论是关于对人的生命所持有的价值观念的理论，围绕医药实践中如何认识和对待生命，尤其是对患者生命的地位、价值，以及采取何种相应的医药学措施等的理论思考，是随着社会进步与医药科学发展而发展的，其主要包括生命神圣论、生命质量论和生命价值论三种理论观念。

1. 生命神圣论

（1）生命神圣论的含义。生命神圣论是强调人的生命神圣不可侵犯、具有至高无上的道德价值的一种伦理观念。这是一种古老的、传统的生命观，主张在任何情况下都应尊重和维护人的生命，医疗可以不惜代价抢救和延长生命，反对以任何形式侵害和终止生命。

（2）生命神圣论的意义。生命神圣论促使人们珍重生命。正如生命神圣论所强调的，人的生命是宝贵的、神圣的，生命权是人的基本权利。人的生命是人类社会存在和发展的前提。生命神圣论在一定时期无疑对人类生存和推动社会发展具有重要意义。它激励人们认识和掌握医学知识和方法，竭尽全力维护生命、不遗余力挽救生命，延缓死亡。

（3）生命神圣论的局限。生命神圣论片面强调生命的生物属性、数量和长度，缺乏对生命质量、生命价值等多层面多维度的认识。它重视和强调医者救治生命的义务与责任，却忽视对患者人格尊严和自主选择权利的充分尊重与保障。生命神圣论主张不惜任何代价地挽救生命，是缺乏辩证性的，在重视个体生命意义的同时忽略了人类整体利益，不利于合理分配卫生资源和控制人口数量，在面对医学实践中诸如缺陷新生儿处置、终末期患者抢救与生命维持等问题时难以提供充足依据。因此，生命质量论和生命价值论应运而生。

2. 生命质量论

（1）生命质量论的含义。生命质量论是从生命的生物学角度，以人的自然素质（体能和智能）的高低、优劣为依据来决定干预生命的医疗措施的一种伦理观。生命质量论强调生命的价值在于生命存在的质量，认为人们不应单纯追求生命的数量，更应关注生命的质量。从医学角度讲，生命的质量可以从体能和智能两个方面加以判断和评价。据此，有学者将生命质量划分为三个层面：主要质量、根本质量和操作质量。主要质量指个体生命的智力发育和身体状态；根本质量指生命的目的、意义及与他人在社会和道德上的相互作用；操作质量指以量化方法测定的人类个体的生命质量，如用智力测定法测得人的智力状况。

（2）生命质量论的意义。生命质量论的产生标志着人类生命观发生了重大转变。由单纯生命神圣转向追求生命质量，无疑是人对自身生命认识的一次飞跃，体现了人类生命观在视野上更开阔、情感上更理智、思维上更辩证，由此也使医学价值观更合理，为化解当代医学伦理难题铺垫了理论基础、提供了理论依据。

（3）生命质量论的局限性。生命质量论仅就人的自然素质谈生命的存在价值也有其局限性。事实上，人的生命质量与存在价值往往并不一致。有的人生命质量很高，但社会价值却很有限，甚至有负面的社会作用；有的人生命质量很低，但其生命存在的社会价值却超乎寻常。所以单凭生命质量决定对某一个体生命有无必要加以保护和保存就存在不合理和不科学的一面。

3. 生命价值论

（1）生命价值论的含义。生命价值论是以生命对自身、他人和社会的意义大小为标准确认其性质及神圣性，并依此决定医学干预措施的生命伦理观。它产生于20世纪70年代，是对生命质量论的进一步发展。生命价值论认为判断人的生命质量高低和大小主要取决于两方面的因素：一是生命本身的质量，二是生命对他人对社会和人类的意义。前者决定生命的内在价值，后者才是生命价值的目的和归宿。所以，衡量人的生命价值，要兼顾其内在价值和外在价值，要把内在价值和外在价值相结合，不仅重视生命的内在质量，更应重视生命的社会价值。

（2）生命价值论的意义。生命价值论完善了人类对于生命伦理的理论认识，为全面认识人的生命提供了科学的论据。它使生命神圣论、生命质量论和生命价值论有机统一起来，从三者的辩证统一中看待生命，生命之所以神圣是因为生命是有质量的、有价值的，只有具有一定质量和价值的生命才是真正神圣的生命。这种生命观使医药道德从关注人的生理价值和医学价值，扩展为关注人的社会价值。这不仅为计划生育、优生优育提供了理论支持，也为处理临床工作的一系列难题，如不可逆转患者的抢救、严重缺陷新生儿的处置、节育技术的推广等提供了新的思路。

（3）生命价值论的局限性。首先，评价生命价值本身就是一件极为困难和复杂的事情。人们对生命价值的评价标准有不同的观点和看法，由此会产生不同的标准。并且，个体生命价值具有发展性和可变性，其会随着时间、条件等各种因素的变化而变化，这种变化是难以准确预测和评估的。另外，在实际医药服务活动中，单纯以生命价值标准来决定和选择救治对象，也容易引发对待生命是否存在漠视、歧视的问题与争议。

二、美德论

（一）美德论概述

1. 美德论的含义

美德论又称为德性论或品德论，是研究和探讨人应该具有什么样的品德或品格，以及如何成为具有这些美德的人的伦理学理论。美德论构成美德伦理学的理论体系，解决和回答什么是美好积极的道德情操、如何达到道德上的美好境界等问题，并对个人或群体所表现的固有的、美好的、稳定的道德品质予以概括和肯定性评价。

美德论在东西方传统伦理学中都是古老而核心的基本理论。我国古代儒家伦理是美德论的典型代表。在西方，美德论自古希腊时代就有典型思想并广为流传，亚里士多德是美德论的典型代表人物。东西方美德论的相同之处是都强调个人美德及修养，对美德的具体内容也有相同的理解。差别在于西方美德论更注重社会公共生活中的美德并特别关注美德实现的社会机制。

2. 医药美德论的概念

医药美德论是美德论在医药学职业领域的具体体现，它以医者美德为中心，研究和探讨医药服务人员应该具有怎样的职业美德，以及如何养成医药美德等问题。

我国传统医学伦理中包含丰富的医药美德论思想，认为医药服务者应具有特定的美德，晋代杨泉《物理论·论医》中说："夫医者，非仁爱之士不可托也，非聪明达理不可任也，非廉洁淳良不可信也。"这些观点均认为医药职业的特殊性决定了对医药服务者的特定美德要求。中国外科之父裘法祖先生说："德不近佛者不可以为医，才不近仙者不可以为医。"表明从医者应是德才俱佳的人。西方著名的《希波克拉底誓言》也是医药美德论的经典文献。

（二）医药美德论的内容及评析

1. 医药美德论的主要内容

（1）仁慈：即仁爱慈善的品德。具体说来就是医药工作者具有人道精神，对患者仁爱、慈善、同情关心和尊重。仁慈是医学人本论和生命神圣论等医药伦理学基本理论的综合要求。它体现以人为本的医学人道主义思想要求。我国传统医药学思想秉持"医乃仁术"的医学精神，其中"仁"的含义丰富深刻，涵盖"仁慈"之意，仁慈是一贯遵守医药学道德要求所形成的医药道德品质。

（2）诚挚：即医药工作者应具有坚持真理、忠诚医药学科学、诚心诚意对待患者的品德。表现为对专业技术实事求是，不夸大、不隐瞒；对患者诚实守信，不泄露患者隐私；对同行团结协作、以诚相待。

（3）严谨：即医药工作者对医药行为持严肃、谨慎态度，并将其内化为一种品德修养。对待技术精益求精，要严格、严肃、严密。服务中审慎细致，不容丝毫懈怠。

（4）公正：即医药工作者具有的公平合理地协调医药伦理关系的品德。公平、正直、待人处事正派，按照社会医药学道德要求，公正处理医药服务活动中的各种事件与关系。

（5）节操：即不以医药学术和技术，以及医药工作者身份谋取不当之利，扬善抑恶、坚定遵循医药道德规范的品德。

2. 对医药美德论的伦理评析

（1）医药美德论的重要意义：医药美德论在医药伦理学中占有重要地位，是医药伦理学理论体系的重要组成部分，它揭示了医药伦理素质养成规律，树立医药伦理人格养成目标，有利于医药工作者塑造完美职业人格。

（2）医药美德论的局限性：医药美德论具有明显的个体性、经验性和自律性，比较理想化，当遇到社会层面突出问题或与医德问题产生冲突时，就会暴露出明显缺陷。因此，医药美德论需要不断完善在重视外在职业伦理生态作用的基础上逐步发展和提升自身理论内容。

三、义务论

（一）义务论概述

1. 义务论的含义

义务论又称道义论，主张医药工作者把遵循既定道德原则或规范作为一种道德责任来约束自身行为。义务论研究的是准则和规范，即根据哪些标准来判断行为的是非，以及行为者的道德责任。在医药领域，义务论把对患者负责视为绝对的义务和责任，强调医药工作者对服务对象的生命和健康的责任。义务论具体表达的是应该做什么、不应该做什么、如何做才是道德的。哲学家康德是义务论的典型代表。

2. 义务论的类型与特点

（1）义务论的类型。

①行为义务论：行为义务论认为，人从直觉、良心和信念出发，就能直接做出合乎道德的行为，不需要什么伦理规则，也不存在什么普遍适用的道德规则和理论，人在某一特殊情况下所做出的决定完全取决于当时的感觉和认识。显然，行为义务论不是以理性为基础，而是以“直觉”为决定道德行为的依据，它视每一个行为均为独特的伦理事件，从人的直觉、良心和信念出发就可以做出合乎道德的行为。但人的良心、直觉、信念又是什么？如何保证良心、直觉、信念能做出应有的伦理判断呢？行为义务论本身难以解决这些问题。

②规则义务论：规则义务论则认为规则是道德的唯一基础，判断行为的对错要看它是否符合原则或规则，遵循这些规则的行为就是道德的，而与行为的结果无关。道德判断是基于道德原则而做出的。

（2）义务论的特点。

无论是行为义务论还是规则义务论都具有以下特点。一是，只考虑行为动机。义务论注重行为本身是否符合道德规则的要求，强调行为的动机而不是以行为结果作为善恶评价的依据，其认为只要动机是善的，不管结果如何，这个行为都是道德的，正因如此，也有人把义务论称为动机论。二是，立足社会，不计个人得失。义务论应从全体社会成员的长远或根本利益出发，而非从个体利益出发提出道德准则，不太考虑思想或行为对个体会有怎样的后果，而强调以人的理性为基础克制利益冲动，使行为遵循一定的道义之规，服从理性。

（二）医药义务论的基本观点

医药义务论是主张医药工作者应以一定的医药道德规范作为自身的职业伦理要求，并以其约束自身职业行为的理论观念。它认为医药工作者对他人、对社会的义务是基于自身职业角色而产生的必然的责任。它以义务、责任为核心概念，强调医药工作者的“应当”，即对患者的道德责任与义务。现代医药伦理学所讲的医药义务论的基本观点主要有两个方面。

1. 医药道德义务是客观内容与主观形式的统一

通常医药道德义务表现为特定的理论形态，在个体化过程中表现为医药工作者的自我修养和自我追求，在实现形式上具有主观性的特征。但医药道德义务的内容是客观的，现代医药伦理学所讲的医药道德义务是适应现代社会医疗保健服务需要，并为满足人民大众健康事业需求服务的职业伦理责任，体现的是具有客观性和整体性的职业伦理要求。但医药道德义务要得到实现与践行，必须将其客观内容内化为医药工作者的主观意志、信仰，再外化于行，得到医药工作者的普遍遵守，才能成为体现医疗卫生保健事业的客观要求与医者自我职业追求相统一的真正有价值的医药道德活动。

2. 医药道德义务是与时俱进的历史范略

医药道德义务范畴是随着时代发展和医学进步而不断发展变化的。随着社会医疗体系的日益现代化，医药人际关系日益发展为具有群体化和多元化倾向的重要的社会公共关系之一。传统社会的医药道德义务的个体性、一元性发展为当代医药道德义务的群体性、多元性，医药道德义务指向对象范围从患者个体扩大到群体、社会整体，甚至人类后代。医药道德权利义务的形式和内涵都由过去的单向性、单纯性发展到现今的双向性、复合性，其不再单纯强调医药工作者向患者负责，而是更重视双方权利义务相互协调。医药工作者义务的内涵从单纯的伦理内涵扩展到伦理、法规、经济、习俗等层面的综合规定。这些变化客观要求医药道德义务理论研究的深化和创新，其不但要健全和发展医药道德规范体系，同时要研究医药道德义务冲突的化解与医药工作者面临冲突的行为选择等伦理难题。

（三）医药义务论评析

医药工作者的义务与职责问题在医药学发展历程中始终是基本而首要的问题，近、现代医学发展中，医药人道主义是居于主导地位的医学观念，现代医药伦理学将医药工作者的责任与义务作为判定其行为准则和规范的依据。随着经济理性逐步向其他社会生活领域渗透，医药领域中义务论的观点开始受到功利论的严峻挑战。功利论和义务论的冲突凸显，但是义务论的理论观点和对人的终极关怀作用始终是不可取代的。

1. 医药义务论的重要意义

作为医药伦理学的基础理论，医药义务论对医药伦理学体系和医药道德规范体系的构建及医药道德实践均具有重要意义。在过去相当长的历史时期内，医药义务论在医药道德建设上产生了积极的影响。它对于医药工作者理解与践行职业道德责任、提高思想境界与道德修养，以及调节医药工作者与患者之间的关系起着积极的促进作用。由此培养了一代代具有优良医药道德的工作人员，也为促进、维护人类健康和医药科学的发展做出贡献。

2. 医药义务论的局限性

（1）强调行为动机而忽视了动机与效果的统一。医药义务论强调医药工作者行为动机的道德性，但由于医药实践的复杂性，动机与效果的对应并非必然一致，如为了延续患者生命，长期使用生命维持技术来维持生命体征，不顾及患者生命质量的高低，不仅不会给患者带来幸福还会增加痛苦，同时也给家庭、社会增加负担。因此，如果不重视医疗行为本身的价值及其导致的结果，也就忽视了行为动机与结果的统一性，从而带来不良后果，虽然愿望和动机都是良好的，但并不能给患者带来真正的利益。另外，动机是人的主观活动，是不可见的，因此动机的不可见性往往导致难以对道德行为进行真实的评价。

（2）忽视了义务的双向性。医药义务论强调医药工作人员对患者尽义务的绝对性和无条件性，却有明确患者的义务。这种单向义务的医药道德价值取向在市场经济时代面临功利论的挑战。

（3）忽视对患者、他人、社会尽义务的统一。医药义务论强调医药工作者应以患者为本，维护其利益，对其负责，在一定程度上忽视了医药工作者对他人、社会的利益考量，因此往往遭遇难以解决的道德难题，如当服务对象需求与卫生资源分配发生矛盾。医学科研中，医学发展需要与维护患者利益发生矛盾时，单纯依赖医药义务论难免捉襟见肘、无所适从。正因如此，医药义务论需要不断深化和发展，要研究和解决复杂状况和新问题，并与其他互补性强的医药伦理学基本理论相互补充、灵活运用。

四、功利论

（一）功利论概述

1. 功利论的含义

功利论也称功利主义，是根据行为后果来判定某一行为是否合乎伦理的一种理论学说，其核心内涵是以行为的功利效果作为道德判断的基础与标准，作为对人们的行为进行评价的依据，其认为离开行为的效果就不可能有道德上的善恶，因此，又称效果论。功利论主张利益是道德的基础，人具有趋利避害的本性，追求最大多数人的幸福就是善。因而，应以行为的效用作为道德评价的标准。功利论的主要代表人物是边沁和密尔。

2. 功利论的分类

（1）行为功利论。其将效用原则直接应用于特定的行为，并不依据规则，而是根据当下的情况决定的，将该行为效果作为判定行为善恶的标准，认为只要它能带来好的效果便是道德的。

（2）规则功利论。其认为，判定行为善恶，要看其是否符合规则，而规则应带来正效用，或正效用大于负效用。此则为善，反之则为恶。其规则又有积极的规则和消极的规则之分。

3. 功利论的特点

（1）强调行为的结果而不重视行为的动机。正是因为这一点，功利论也被称为效果论。在功利论看来，一个行为无论出于什么动机。只要能带来好的结果，产生更大的快乐和幸福、便是善的、值得赞赏的了。

（2）以个体经验的苦乐感受为标准。功利主义者所讲的“功利”是“快乐”“幸福”和“利益”的代名词，就是说，功利就是利益，追求功利就是追求利益，功利主义者在行为前进行利益的权衡，通过计算利弊得失来决定是否采取某种行为。这里所说的利益也包括精神的、情感的、心灵的利益追求，并非单指物质利益的追求与满足。

（3）以个人为基点—以社会为归宿。功利主义立足于个人，以个人的感受为起点，进而推衍到他人与社会，强调社会大众的利益与幸福。尤其是在边沁的功利思想中，“功利”不仅是个人的，也是社会的，是个人对自身利益之外的社会理想的设定与追求。

（二）功利论在医药实践中的应用

1. 医药高新技术推动了功利论在医药领域的应用

自医药活动诞生以来，一直以道义论为基本伦理观念，医药行为强调关注患者的利益。随着功利主义在社会生活中影响的不断扩大，追求功利的观念也逐渐渗透到医药领域，尤其是随着现代生物医学技术的迅速发展，许多新问题的出现致使传统义务论受到了严峻的挑战。20 世纪是生物医学取得辉煌成就的时代，大量医药学研究的成果以惊人的速度转化为医药技术并广泛应用。随着生物制药技术、生命维持技术、器官移植技术、辅助生殖技术、基因治疗、影像学研究的深入与推进，为疾病的诊断与治疗提供了更多的可供选择的方法，在一定程度上延续了生命、提高了生命质量与价值。功利论的观念因其对后果的关注和较强的可操作性，与科学理性有了更多的契合，生物医学模式和医药学高彩技术的快速发展有力推动了功利论在医药领域的应用。人们对医药新技术应用产生的诸如稀有卫生资源分配、安乐死、人工流产等问题的态度和具体做法背后的功利论所起的作用日益突出。

2. 市场经济发展推动了功利论在医药领域的应用

医药学在不断满足公众需求的同时也逐步走向了市场化，市场规则在医药领域起着不容忽视的客观作用；功利论的经济理性则在主观方面对医药活动发挥着主导作用。20 世纪以来，生物医药技术发展的速度和方向，各国对医疗卫生经费的分配方向，医药企业的研发，各国政府、企业在基因研究、干细胞研究问题上的态度、政策和行为等方面的表现，在客观上虽是为满足社会公众需求，但在主观上都没有脱离对现实客观利益的追求。

3. 功利论的医药领域应用需要得到适度把控

在医药实践中，尽管功利论存在缺陷，也不断受到责难，但至今仍是进行医药伦理决策时普遍运用的基本理论之一。例如，医药政策成本—效益分析、临床医药措施风险评估等都是功利论的具体应用。当今时代，功利论在医疗药领域应用的最明显的价值优势是在作出决策判断和行为选择时，以服务需求者和社会多数人利益为重，同时兼顾个人正当利益和医药机构利益，从而使有限的卫生资源按照符合社会整体利益的方向进行分配。但功利论的价值导向不仅易产生经济效益至上的偏向，而且易产生以多数人利益为名侵犯少数人利益的权益偏向。同时人们必须注意克服功利论的两个致命弱点：一是效果难以定量计算和难以预测；二是有可能导致社会不公正。人们在应用功利论时必须注意在社会宏观角度进行适度把控，使医药经济发展和道德之间得到适度平衡。

（三）对功利论的评析

1. 功利论的积极意义

（1）功利论在一定程度上弥补了义务论的不足。功利论注重行为效果的价值导向，使医疗行为避免了只强调动机而忽视效果的道德评价方式所带来的一些现实问题。功利论认为人的动机是主观不可见的，主张以行为的客观结果作为道德判断的依据，具有较强的现实性和可操作性，弥补了义务论的不足与缺陷。

（2）功利论的效果评价在一定程度上提升了医疗质量。功利论以治愈疾病、维护健康的实际效果为医药道德评价标准，推动了医药学的快速发展和医药新技术、新方法的发明创新与广泛应用，提高了医药服务质量，有利于提升患者的生命质量和生命价值。

（3）功利论“最大多数人的最大幸福”原则有利于卫生资源优化配置。功利论以“最大多数人的最大幸福”为伦理原则，注重结果的利益最大化，有利于卫生资源的优化配置。在公共卫生问题日益得到重视的当代社会，优先考虑社会公众利益成为制定卫生政策的重要指导原则。功利论在现实中的具体作用产生出“公益论”，主张以社会公众的健康为原则，公正合理地解决医药活动中出现的各种利益和矛盾。

2. 功利论的局限性

（1）功利论强调效果导致负面效应。

功利论强调医药活动的行为效果，使医药服务人员过度关注和依赖医药技术的研发和使用，而忽视了对患者人格的尊重、情感需要的满足，不重视从社会、心理、生物方面对患者、对医药活动价值进行全面认识。此外，功利论不考虑动机的纯洁性和合理性，可能会导致一些人为了达到目的而不择手段，助长不正之风，影响医药道德建设。

（2）功利论的利益导向导致价值偏向。

功利论效益最大化的导向极易导致整个医药领域越来越偏重追求经济效益而忽视社会效益。一些医药机构以实现经济效益为主要目标，不仅造成医药资源的浪费，而且加重患者的经济负担。个别医药工作者在利益导向的功利思潮中将谋利作为首要目的，偏离了医药道德的本质。

（3）功利论的不确定性和易失公正性的弊端。

功利论以个体经验的苦乐感受为标准判断善恶，但不同的人会有不同的幸福与快乐标准，不存在绝对统一、有普遍性的标准，决策中以此为道德价值判断的标准，容易导致侵犯患者自主选择和知情同意的权利。功利论的“最大多数人的最大幸福”原则在医药科研与人体实验中容易被滥用，成为那些以维护多数人的利益为名去侵犯少数人权益的行为的不当辩护理由。

人类在最基本的生命健康问题上必须妥善处理功利论和义务论的关系，继承和发扬各自的优势，合理调控缺点和不足，使之发挥积极的作用，帮助人们更好地处理人类的生命健康问题。

第二节　中国传统制药伦理思想

在我国古代史中，医和药多为同一学科系统，医者多是医、药、护相兼。因此，我国古代的医学道德和药学职业道德的基本道德原则及行为规范也多是相同的。中国是一个文明古国，伦理道德是中华民族的优良传统，其在普通中国人的日常生活中占有举足轻重的地位。作为中国传统文化主体的儒家思想，尤为重视伦理道德，修身、齐家、治国、平天下成为古代文人的修身之道和追求目标。作为中国传统文化重要组成部分的医药学，自古以来一直被认为是一门最具人文传统的学科，儒家道德思想对传统医药学的形成与发展影响深远。儒家学说的中心思想是在人与人之间的关系上主张仁义互助，这种思想反映在医药行业中，就产生了济世活人的观念。

一、中国古代传统制药伦理思想的起源及发展

（一）萌芽时期

公元前26—前17世纪约900年的时间，人类社会从原始社会晚期过渡到奴隶社会早期，从我国的朝代上看，包括相传的五帝时代和夏朝时代。中国传统医药职业道德是随着祖国医学事业的形成而产生的。

上古时期，人们就在神圣人物发明中医药的传说故事中倾注了一直鼓舞后世医家的医德理想。《淮南子·修务训》记载，神农“尝百草之滋味，水泉之甘苦，令民知所避就”。宋代刘恕《通鉴外纪》亦称：“民有疾病，未知药石，炎帝始味草木之滋，尝一日而遇七十毒，

神而化之，遂作方书，以疗民疾，而医道立矣。”这些传说说明，先民最初的医疗活动就已明确医疗的目的是治病救人，这是医学的职业特征，也是最基本的医德要求。

（二）雏形时期

公元前17世纪初到公元前476年约1200年的时间，是奴隶制社会从形成到瓦解的时期，从朝代上看包括夏、商、西周和春秋时期。奴隶制国家的形成标志着人类社会生产力水平的进一步发展。商代的巫医就是一批具有较高文化水平，掌握较多医药知识的知识分子。医药技术水平的提高为药学职业道德的形成奠定了物质基础，中华民族的医药伦理思想已初具雏形。

1. 医学人道出现

对患者、老人、幼儿有特别优待。《周礼·地官司徒·大司徒》中记载：“以保息六养万民：一曰慈幼，二曰养老……五曰宽疾……以本俗六安万民。”这就是西周“保民”思想和“惠民”措施的体现。

2. 勿妄施试医药的医疗行为规范

《易经·天雷无妄》记载：“九五，无妄之疾，勿药有喜。”就是说，凡所患的不是大病不要小病大治，妄施针药。这就要求医生在诊治疾病时要非常细心、准确，用药要审慎、恰当。这既要求了医术的精益求精，更体现了认真、负责的医德要求。另外，说明当时人们已经意识到药物的副作用以及医药的双向作用，既可治人，又可害人，医生执掌医术一定要慎之又慎。

（三）形成与发展时期

公元前475—1911年的2386年间，即中国漫长的封建社会时期，始于战国，终于清朝末年。这一时期的我国科学文明繁荣发展。我国的医药事业、药学职业道德也在这一时期形成并发展成为比较成熟的理论体系。

春秋战国时期，我国思想界出现空前繁荣的“百家争鸣”局面，作为人类行为准则的道德规范成为社会讨论的核心问题，孔子提出“仁”“礼”为中国伦理思想的主题；孟子把“仁义礼智”作为社会道德标准；管仲将“礼义廉耻”作为“守国”的“四维”规范；墨子提出“兼相爱，交相利”的道德理想；老庄学派则认为“见素抱朴”的纯朴自然的人性最圆满，主张“尊道贵德”的道德思想原则。这些都成为建构医德的丰富材料。这时期主要有以下思想。

（1）尊重患者的思想。《灵枢·师传》篇告诫医生要“入国问俗，入家问讳，上堂问礼，临病人问所便”，强调医生必须要尊重患者，耐心聆听，待患若亲。并且主张对待患者要“举乃和柔、无自妄尊”。不得以施恩者自居，更不得利用医疗职业谋财猎色。

（2）提出医学目的问题。张仲景在《伤寒杂病论·自序》中提出，“精究方术，上以疗君亲之疾，下以救贫贱之厄，中以保身长全，以养其生。”就是说，医疗的目的是治病救人，无论君臣亲疏、富贵贫贱，还是自己的健康养生，都需要医疗技术的护佑，医疗是最能体现人道的事业，是性命攸关的事业。所以，学习医业的目的既可以是“爱人知人”，又可以是“爱身知己”。华佗长期坚持在民间行医，足迹遍及各地，深受群众推崇和爱戴，因拒专为朝廷官员治病而被曹操杀害。这些医家为百姓治病，不怕辛苦，不畏脏臭，不图报酬，他们拒绝做官，不企踵权豪，平等救人的仁爱之心显而易见。汉代出现的许多医德物化形象，“青囊”“杏林”“橘井”“悬壶”，成为中医界理想人格代表，千古传颂，至今已演变为具有高尚医德、高超医术的良医的别称。

（3）唐朝孙思邈的《备急千金要方·大医精诚》堪称中医医德史上最为光辉的一笔。它融汇了儒家仁爱、道家无欲无求、佛家慈悲行善的思想，处处体现了“以尊重病人人格、维护病人利益为核心的人道伦理意识和精神。倡导的是以病人为中心，注重对生命内在质量的关怀，对人的价值的重视，这正是医学人文精神的实质所在。”明代大医药学家李时珍（1518—1593年）的巨著《本草纲目》，吸取了历代本草著作的精华，纠正了前人的错误，并冒着违犯当时统治者意志的危险，列举服食丹药的害处，告知群众，服食丹药只是愚昧的自杀道路。《本草纲目》不仅是学术价值高，也是道德价值很高的一部医学典籍。

（4）医者自律向行业规范及国家法律方向发展。在我国唐代，科技和经济的发展促使医药发展水平在世界上居于领先地位。世界上许多国家包括日本在内，向唐朝派来留学生学习中国的医药技术，朝廷和官府在当时为了医药事业的发展，保证人们的用药安全，颁布了我国历史上第一部药典——《新修本草》，同时还颁布了医药法规，即医药管理的律令，以保证医药道德规范得以贯彻。宋代改进了医事管理，使医药行政管理和医学教育分开，并开设了世界上最早的国家药局——太平惠民和剂局，当时的“和剂局”按官府颁发的药书《太平惠民和剂局方》配制药品，对确保人民用药安全起到了积极作用。由国家规定的医事管理和医药教育规范逐步完备起来。金元时期，中医四大家引领的学术流派纷呈，大量医家著书立说，在学术论争中均将道德列在首位。

二、中国古代制药伦理思想主要特点

第一，人们在实践中确立了道德行为评价的标准，并将道德行为评价的标准作为物质利益获得的前提条件。显然，当时人类已经在医药学的实践领域中产生和形成了伦理思想观念，并依据这一观念指导人们的行为选择。

第二，在中国古代的医药学家的思想中，深深地打上了儒家思想文化的烙印，儒家思想的“爱人、行善、慎独”在医药伦理思想中得以光大，并形成了较为完整的医药伦理理论体系。

第三，医药实践人员的道德要求、医药学伦理思想和医药学技术之间的关系得以摆正。在选拔人才、行医问药中，坚持勤奋不倦、理明术精，谦和谨慎、尊师重道这种德才兼备的用人标准；并提出了仁爱救人、不贪财色，普同一等、一视同仁等一系列道德品格和行医作风要求，这些伦理思想在不同历史时期表现出鲜明的继承性特点。

第四，当时的医药伦理思想、道德规范与当时社会的法律制度紧密结合，或者说医药伦理思想融入国家法律、法规及官方的管理规范之中，作为明确规定约束医药实践人员的行为。

三、弘扬中国传统制药伦理思想的精华

中国传统的药德，是以儒家的“仁”为核心的，它不仅是孔子道德伦理学说的核心，也是他思想体系的重要组成部分。孔子心目中有着完善人格的“仁”，其最高境界是“无求生以害仁”，发展为中华民族“以天下为己任”的忘我无私的美德，以及为国家、为民族而献身的高尚人格的观念，并且成为中华民族的优良传统和精神支柱。中国传统文化的这种伦理

思想，尽管受历史的局限，仍一直指导着医药工作者的药德，且几千年来经久不衰。从古代朴素的医学人道观中的对患者关心、同情、仁慈、救人活命，到封建社会的“凡大医治病……先发大慈恻隐之心，誓愿普救含灵之苦”（《备急千金要方·大医精诚》）。孔子说：“人而无恒，不可以作巫医”，孟子说：“无伤也，是乃仁术也”，都是儒家思想对药德的影响，也反映了古代医学对患者的关心和重视，医学人道观念为历代医家所崇奉的药德宗旨。

纵观中国古代医药伦理思想的发展过程不难看出，其内容博大精深。总结和概括这些具体内容，明确其品德修养的精髓，对于后人加强医药道德修养具有深远意义。

（一）“医乃仁术”的行医宗旨

“仁”是儒家最高道德标准，也是道德修养的最高境界，做人要做“仁爱之人”，要遵守忠孝仁义等道德准则。“医乃仁术”语出自明代王绍隆的著作《医灯续焰》：“医以活人为心。故曰：医乃仁术。”

纵观《黄帝内经》《伤寒杂病论》《备急千金要方》以及历代名家著作，他们无不实践着“医乃仁术”的观念。《黄帝内经》称医学为“圣人之术”体现了对医学这样一门高尚职业和行医者应具备高尚道德的认识。从医者应贯彻儒家“仁爱”思想，按儒家圣贤的教诲行医，治病救人。明代龚廷贤《万病回春》记载病家十要“一存仁心，乃是良箴，博施济众，惠泽斯深”。清代喻昌也曾在《医门法律》中称“医，仁术也”。所以，作为一个医务工作者，既要了解中国古代医学史在发展过程中所形成的医学精神，更要领悟博大精深的传统医学“仁术”的精髓。

受儒家思想的影响，传统医学道德凭借医家的为人，自觉实践着医者的仁爱之心。孙思邈是实践“医乃仁术”的一代典范。《备急千金要方》总结了唐代以前的医学成就，书中首篇所列的《大医精诚》《大医习业》，系统论述了医家必须具有的医德规范。他说作为一个医生，在行医的过程中应态度认真、一丝不苟。所以一个真正的“大医”，必须做到“省病诊疾，至意深心；详察形候，丝毫勿失；处判针药，无得参差”。

“医乃仁术”之说体现了我国古代的医儒一体。知儒理是对医生的基本要求，清代医学家徐大椿在《医学源流论》一书中，专门撰写“医道通治道论”，从病因、病理、治则、治法和治疗中如何掌握攻补兼施的尺度，与儒家礼乐兵刑的治国方略紧密联系，详细论述了治国之术与治病之道的相通之处，充分证明了医儒一体。同样儒家认为医学为“生生之具”，医学的目的是仁爱救人，是儒家实现仁爱爱人的重要途径，因此“医儒同道”。正如《灵枢·师传》所指出的，掌握医术，即可“上以治民，下以治身，使百姓无病，上下和亲，德泽下流……”由此可见医儒同道，医出于儒。

（二）尊重和珍视生命的“贵人”思想

我国第一部医学典籍《黄帝内经》中说：“天覆地载，万物悉备，莫贵于人。”《内经·素问》中的《疏五过论》和《征四失论》篇也提到医生应避免五种过错、四种过失，告诫医生要从病理、心理等方面分析病因，这样才能为病人解除疾病。唐代孙思邈的“人命至重，有贵千金，一方济之，德逾于此”的名言更说明了重视生命的珍贵和医德的重要性。

“医乃仁术”意为医学是施行仁道主义的术业，它是儒家的仁义与医学本质的完美结合。我国儒家文化一直强调“先知儒理”“方知医理”。“儒医”代表了一般伦理学与医学密切结合的结果，仁既是一般伦理学的核心，也是医学伦理学的核心。历代医家皆以“医乃仁术”

为行医宗旨、为医德的基本原则。唐代名医孙思邈强调医生必须“先发大慈恻隐之心，誓愿普救含灵之苦”。明代龚廷贤在《万病回春》中的“医家十要”中说：“一存仁心，……二通儒道，……三通脉理，……四识病原，……十勿重利。”明代陈实功《外科正宗》中的《医家五戒十要》中，提出第一“要”为：先知儒理，然后方知医理。“医乃仁术”的命题即使在今天仍具有重要的现实意义，它提示医学在任何时候都要坚持以人为本，要做到“仁”与“医”相结合，医患相互合作。

（三）“普同一等”的行医原则

古代医家从“仁爱救人”“医乃仁术”的道德观念出发，强调对患者一视同仁，“普同一等”“一心赴救”。孙思邈提出：作为一个医生要做到“若有疾厄来求救者，不得问其贵贱贫富，长幼妍媸，怨亲善友，华夷愚智，普同一等，皆如至亲之想。”明代医生闵自成仁而好施，丐者盈门一一应之不厌。医生赵梦弼赴人之急百里之外，中夜叩门，无不应者，七八十岁时“犹救以往”。朱震亨是金元时代四大医家之一。他行医时，“四方以疾迎候者，无虚日”，先生“无不即往，虽雨雪载途，亦不为止”。仆人告痛，先生谕之曰：“病者度刻如岁，而欲自逸耶?”“窭人求药无不与，不求其偿，其困厄无告者，不待其招，注药往起之，虽百里之远，弗惮也。”宋代医生张柄，治病救人“无问贵贱，有谒必往视之。”元末明初的名医刘勉曾任太医，在他一生的医疗实践中，把“不分贵贱，一视同仁”作为自己的信条。他常说：“富者我不贪其财，贫者我不厌其求。”在等级森严的封建社会，人的道德地位是分等级的。我国古代医家这种崇尚把患者当作亲人式的医患关系的优良医风是十分可贵的。

（四）重义轻利的道德观

传说“三国”时期，江西名医董奉隐居庐山，居山不种田，日为人治病，亦不取钱，重病愈者，使栽杏五株，轻者一株，如此数载，得十万余株，郁然成林，并以每年所收之杏，资助求医的穷人。至今医界仍流传着“杏林春暖”的佳话以赞扬医生的美德。

（五）清廉正派的行医作风

我国古代医家清廉正派的事例不胜枚举。如《小儿卫生总微论方》中，就强调医生要品行端正，医风正派。明代陈实功在《医家五戒十要》的“五戒”的二戒中规定：凡视妇人及孀尼僧人等，必候侍者在旁，然后入房诊视，倘旁无伴，不可自看。

（六）尊重同道的谦虚品德

孙思邈在其名著《备急千金要方·大医精诚》中论述了医生与同行之间的关系：“夫为医之法，不得多语调笑，谈谑喧哗，道说是非，议论人物。炫耀声名，訾毁诸医，自矜己德。”陈实功所著《医家五戒十要》中倡议：“凡乡井同道之士，……年尊者恭敬之，有学者师事之，骄傲者逊让之，不及者荐拔之。”他的同行范风翼在《外科正宗》序中写道：“我的同行陈实功君从来胸怀坦荡，仁爱不矜，表现了同业之间互相敬重，虚心好学的品德。”金元四大家中的养阴派首创人朱震亨（又名朱丹溪）曾为一患结核病的女子治病，病将愈，但其颊上有两个红点不消。朱震亨实无他法可医，于是他亲笔写信让患者家人请江苏省的葛可久治疗，果然患者得以彻底痊愈。这些事例，感人至深，发人深省。

（七）精心炮制，谨慎用药

我国古代医药学家认为，药是治疗疾病的物质基础，其质量的优劣和用药是否适当，关系到治疗的效果和患者的安危。因此，他们十分强调制药和用药的道德，注意药品的鉴别、选用、炮制、处方、调剂和使用，以提高药品质量，保证用药安全。我国最早的中成药制药厂宋代的“太平惠民和剂局”非常重视产品质量，制药十分精细，建立了配方、监造、检验的责任制度。成品药出局时还配有专人护送到卖药所，以免中途出差错。根据《大明会典》中所载，有关医药的刑法有数条，用来处罚失职的医药人员，以法令形式保证制药质量和用药安全。清末创办的胡庆余堂制药厂以“采办务真”“修制务精”为宗旨，凡需药材，均自行采购，精选道地药材，把好原药质量关，在制剂中不惜重金购置设备，严格按照古法炮制，保证了成药的疗效。

（八）注重道德的自律和修养

《黄帝内经》作为我国第一部医学典籍，标志着祖国医学理论体系的初步形成，是我国医学和医德教育方面的早期重要论著。孙思邈作为一个被历代医家所推崇的“精诚大医”，十分重视道德的自律和修养。他少年时代因病而学医，毕生致力于医药学研究。隋唐两帝曾多次召其做官，也拒而不受，终身为民除疾治病。他为解除麻风患者痛苦，竟带600余名患者同住深山老林，不怕传染、亲自看护、精心医治，详细记录病情变化和治疗过程，对病人“莫不一一亲自扶养”，共治愈了60多人。他德高望重，被人称为“孙真人”和“药王”。晋代的杨泉在《物理论》中说：“夫医者，非仁爱之士不可托也；非聪明理达不可任也；非廉洁谆良不可信也。”即古代任用医生，一定要选品德好的人。北宋林逋在他的《省心灵·论医》中与此相关的另一句名言是：“夫恒德者，不可以作医。”“医生乃人命生死之所系……”此名言至今仍广为传诵。清代名医喻昌在其名著《医门法律》中，除了极大地丰富和完善了传统医德的评价理论外，对医德还有另一重要贡献，是他在医德修养上首倡医生的自我反省，希望世界上有“自讼之医”。

（九）忠于医药业的献身精神

许多古代医家具有不畏权势、不图名利、不计较个人得失，为医学事业和人民大众献身的精神。在封建社会，我国医家地位很低，常被列入“三教九流”之中，和算命看风水的同属一等，称做“医卜星相”。但他们为了救人，却弃绝官职，甘当人民医家。宋代范仲淹有“不为良相，便为良医”之说。东汉名医华佗医技高明，却淡于名利，一生三次弃官，坚持民间行医。明代李时珍写的《本草纲目》是我国药物学的空前巨著，该书共190万字，52卷，载药1892种，收录药方11096个。他前后花了27年，阅书800余种，采访四方，三易其稿，系统总结了我国16世纪以前医药学的丰富经验，为我国的医药发展做出了重要贡献。晋代的皇甫谧，家中贫苦，自幼务农，20岁发愤读书，42岁因得风痹病半身不遂，耳聋。54岁因治病服寒石散又大病一场，险些丧生，但他并没有因为身体不佳而弃学，反而一心扑在对针灸学的研究上。经过多年不懈的努力，终于写成了《针灸甲乙经》的针灸学巨著。该书是我国现存最早的针灸学专著，较系统地阐述了针灸学的理论知识，为针灸学发展奠定了深厚基础。他也被后人称为针灸鼻祖。

作为世界上一个历史悠久的文明古国，我国古代医德学的内容极为丰富，以上介绍的只是其主要的内容或传统。这些优秀的内容或传统今天仍值得我们继承并结合时代的特点不断发展。

第三节　国外制药伦理思想

一、国外古代制药伦理思想

国外古代的医药包括古代和中世纪，也就是文艺复兴前。这一时期的制药伦理道德与我国古代情况相似，属于经验医学阶段的医德，其特点是实践经验的积累，并逐渐形成理论体系，带有明显的自然哲学特色，是一种尽义务为宗旨的行医美德。

（一）古希腊的医药道德

古希腊是西方医学的发源地。古希腊医学约在公元前6—前4世纪形成。随着医学的产生，医德也随之出现。古希腊医德最早是由古希腊名医希波克拉底（公元前460—前377年）提出来的，他既是西方医学的创始人，也是西方传统医德的奠基人。他的代表作是《希波克拉底全集》，这部典籍收入了《希波克拉底誓言》《原则》《操行论》等医学伦理文献。《希波克拉底誓言》为医生取信于民提供了思想武器，为西方各国的医生树立了楷模，后来欧洲人学医，都要按《希波克拉底誓言》宣誓。

《希波克拉底誓言》是一部经典的医德文献，其主要内容：第一，阐明了行医的宗旨，是“遵守为病家谋利益之信条”；第二，强调医生的品德修养，“无论至于何处，遇男遇女，贵人及奴婢，我之唯一的目的，为病家谋幸福，并检点吾身，不作各种害人及恶劣行为，尤不作诱奸之事”；第三，要求尊重同道，“凡授我艺者敬之如父母，作为终身同业伴侣，彼有急需我接济之。视彼儿女，犹如兄弟，如欲受业，当免费并无条件传授之”；第四，提出了为病家保密的道德要求，“凡我所见所闻，无论有无业务关系，我认为应守秘密者，我愿保守秘密”；第五，提出了行医的品质和作风，“我愿尽余之能力及判断力所及，遵守为病家谋利益之信条，并检束一切堕落及害人行为，我不得将危害药品给与他人，并不作该项之指导，虽有人请求亦必不与之”。这些医学伦理思想都曾极大地影响了后世医学和医德的发展。但是，作为医学伦理学的古典文献，它也有一定的历史局限性，如《希波克拉底誓言誓言》中提到自己的医术和行医成绩是神授予的，传授医学存在“家传”和“行会”特点，对人工流产采取绝对排斥等，这些思想也对后世产生一些消极影响。

（二）古罗马的医药道德

2世纪，古罗马人占领了古希腊后，继承了古希腊的医学和医德思想。罗马名医盖伦（Galen，130—200年）不仅对医学做出了贡献，而且在推动古罗马医德发展方面也有不少建树。他曾愤怒地指责当时罗马的一些医生把目标全放在用医疗技术换取金钱上，指出：“作为医生，不可能一方面赚钱，一方面从事伟大的艺术——医学，我研究医学，抛弃娱乐，不求身外之物。”这些医德思想，对西方医德的发展起到一定的作用。他医术高明，重视药物的效能，注重用药的科学性。他反对用各种动物或人的分泌物作为药物，提倡大量利用植物配制各种药剂备用，直到现代，西方药店仍把用简单方法配制的药剂称为“盖伦制剂”。

（三）古印度的医药道德

印度是世界文明的发源地之一，医学发展得很早。其医德最早主要表现在公元前5世纪名医、印度外科鼻祖妙闻的《妙闻集》和公元前 1 世纪印度名医、印度内科鼻祖阇罗迦的《阇罗迦集》的言论中，对医学本质、医师职业和医学伦理都有精辟的论述。妙闻在文集中指出："医生要有一切必要的知识，要洁身自持，要使患者信仰，并尽一切力量为患者服务。"并说："正确的知识、广博的经验、聪明的知觉及对患者的同情，是为医者的四德。"《阇罗迦集》中也有待病人应有"四德"的提法，反对医学商品化。阇罗迦在文集中说："医生治病既不为已，亦不为任何利欲，纯为谋人类幸福，所以医业高于一切；凡以治病谋利者，有如只注意砂砾，而忽略金子之人。"这些论述都体现了医学的人道主义精神。

（四）阿拉伯的医药道德

考古发现，在古代阿拉伯文明鼎盛时期，阿拉伯人创办了世界上第一个专门的药店（或配药所），药店中分工也比较细，有切根人、配药人。药学治疗水平较高，出现世界上第一位专职药物学家狄奥斯科里迪斯（Dioscorides，40—90 年），专门研究药物，著有《药物学》，阿拉伯医学和医德上有建树的突出代表人物是犹太人迈蒙尼提斯（Maimonides，1135—1204 年），他著有《迈蒙尼提斯祷文》（以下简称《祷文》）。《祷文》是古代医德史上一篇具有重要学术价值和广泛社会影响的文献。《祷文》中提出：要有"爱护医道之心""毋令贪欲、吝念、虚荣、名利侵扰于怀"，要集中精力"俾得学业日进、见闻日广"；要诚心为患者服务，"善视世人之生死""以此身许职""无分爱与憎，不问富与贫。凡诸疾病者，一视如同仁。"总之，"祷文"在行医动机态度和作风方面表现出了高尚的医德思想，它是在医德史上堪与西方医德中的《希波克拉底誓言》相媲美的重要文献之一。尽管如此，《祷文》把行医的成绩都归功为神的功劳，仍可看到宗教神学的深刻影响。

二、国外近、现代制药伦理的发展

（一）国外近代制药伦理学的概况

国外近代的医学伦理道德是从 14 世纪到 16 世纪的欧洲文艺复兴后开始的。这一时期的医学伦理道德是以实验医学为特点的。文艺复兴运动冲破了中世纪封建宗教统治的黑暗，当时代表新兴资产阶级生产关系的先进思想家们提出了人道主义的口号，批判了以神道为中心的传统观念。人道与神道的斗争，尖锐地反映在医学领域中。人道主义作为反封建统治的武器，为医学科学和医德摆脱中世纪宗教统治和经院哲学的束缚起到巨大作用，促进了以实验医学为基础的医学科学迅速发展。

15 世纪，文艺复兴的发源地——意大利的一些城市，制定了以道德为主要内容的药剂师规章，规定了药品的合理价格、配制复杂药剂的质量保证措施，并要求药剂师进行宣誓，服从管理内容。此时，药房最流行的药物为乌糖浆，由 57 味药制成。意大利比萨与佛罗伦萨药剂师规章规定：乌糖浆必须在医师、药师权威出席下公开配制。乌糖浆的配制常在公众场所当众配制，以示不假。配制后须经执政官批准，方可在市面上出售。

17 世纪，伦敦药师处于皇家医学会的监督之下，医师有权检查药店，处罚不当的医疗行为。药师必须记录医生的处方，卖药必须有药品说明书。

18 世纪，德国柏林大学教授胡佛兰德（Hufeland，1762—1836 年）的《医德十二箴》就是其中的代表作。《医德十二箴》中提出了救死扶伤、治病救人的医德要求，在西方医学界广为流传，被称为《希波克拉底誓言》的发展。1781 年，英国医学家、医学伦理学家托马斯·帕茨瓦尔（Thomas Percival，1740—1804 年）专门为曼彻斯特医院起草了《医院及医务人员行动守则》，《医学伦理学》也于 1803 年出版。医学伦理学作为一门独立的学科，首先产生于 18 世纪的英国，并以 1803 年托马斯·帕茨瓦尔的《医学伦理学》一书的出版为标志。此书一个最大的特点是为医院而写的。它对医学伦理学的重大贡献在于：突破了医德学阶段仅有的医患关系的内容，引进了医际关系，即医务人员之间的关系、医务人员与医院的资助之间的关系等。

1847 年，美国医学会成立，以帕茨瓦尔的《医院及医务人员行动守则》为基础，制定了医德教育标准和医德守则。内容包括：医生对病人的责任和病人对医生的义务；医生对医生及同行的责任；医务界对公众的责任，公众对医务界的义务等。

1864 年 8 月，为解决战争中伤病员的救护和战俘问题，由瑞士发起在日内瓦召开会议，于 1884 年签订了《万国红十字公约》，规定了医务人员在敌对双方保持中立性原则，成立了战地救护和战俘救护的组织机构。

1949 年 8 月，61 个国家在日内瓦举行会议，订立《关于战时保护平民之日内瓦公约》以后，医学伦理学迈步走向成熟，日益向着系统化、规范化、理论化方向发展。

（二）国外现代医药学伦理道德的发展

20 世纪以来，医学科学的社会化使医学对社会担负起越来越多的道德责任。以前，各国虽然制定了许多医药道德规范，但已不适应医药学和医药道德发展及国际交流的需要，于是制定世界医务人员共同遵守的国际性医药道德规范就显得十分迫切。

其中，影响较大的有：1946 年，纽伦堡国际军事法庭通过了著名的《纽伦堡法典》，制定了关于人体实验的基本原则："一是必须有利于社会；二是应该符合伦理道德和法律观点。"1948 年，世界医学协会出版了经过修改的《希波克拉底誓言》，并汇编成《医学伦理学日内瓦协议法》，它标志着现代医学伦理学的诞生。1949 年，世界医学会在伦敦通过了《世界医学会国际医德守则》，进一步明确了医生的一般守则、医生对病人的职责和医生对医生的职责共三方面内容。1953 年 7 月，国际护士会议制定了《护士伦理学国际法》，1956 年 6 月在德国法兰克福大议会上修订并被采纳，并于 1973 年通过时作了重要修改。1964 年，在芬兰赫尔辛基召开的第十八届世界医学大会上通过了《赫尔辛基宣言》，制定了关于指导人体实验研究的重要原则。此文献于 1975 年又作过重要修改，强调了人体实验要贯彻知情同意原则。1968 年 8 月，世界医学大会第二十二次会议在澳大利亚悉尼召开，通过了《悉尼宣言》，确定了死亡道德责任和器官移植道德原则。1972 年 10 月，第十五次世界齿科医学会议在墨西哥举行，通过了《齿科医学伦理的国际原则》，作为每位齿科医生的指南。1975 年 10 月，在东京召开的第二十九届世界医学大会上，通过了《东京宣言》，规定关于对拘留犯和囚犯给予折磨、虐待、非人道的对待和惩罚时，医师的行为准则。1977 年，在夏威夷召开的第六届世界精神病学大会上，通过了关于精神病医生道德原则的《夏威夷宣言》。以上这些文件，都从不同方面对医务人员提出了国际性的医学道德原则。

与此同时，各个国家相继制定了全国性的医德法规与文件。如 1962 年日本最高法院制定了《安乐死条件》，1966 年颁布了《医道纲领》，1971 年制定了《日本齿科医疗伦理章程》，1982 年日本医学会制定了《医院伦理纲领》；1963 年英国医学会制定了《人体实验研究》的道德法规，1974 年美国国家科学院（NAS）发布了基因工程研究工作的规定；1968 年，美国医学会发表了《器官移植的伦理原则》，1973 年美国医院联合会提出了《病人权利法案》，1976 年美国护士会（ANA）制定了《美国护士章程》，1984 年美国生育学会发表了《关于体外受精的道德声明》，1988 年颁布了《美国医院的伦理守则》；1970 年《苏联和各加盟共和国卫生立法纲要》中对医务人员的医德作了明确规定，1971 年苏联最高苏维埃通过了《苏联医师宣言》，要求每一名医学毕业生要进行宣誓；丹麦也于 1978 年制定了《丹麦医学生毕业誓词》；法国颁布了长达 90 条的《医学伦理学法规》。

1978 年，美国医学家兰伯特（Lambert）博士出版《现代医药中的错误》一书，记叙了 20 世纪医药学应用上出现的错误、医学灾难或药物灾害。20 世纪 60 年代起，世界各国十分重视药品质量管理，符合道德的药品生产质量管理规范 GMP 在 1969 年得到推广使用，之后药物非临床研究质量管理规范（GLP）、药物临床试验质量管理规范（GCP）相继颁布。世界卫生组织（WHO）于 20 世纪 70 年代成立药物不良反应国际联合监察中心，对上市后药品不良反应进行监测，尽可能减少药物“灾害”。

（三）生命与健康伦理学新阶段

现代医学的发展在很大程度上依赖于科学技术的进步，而新的科学技术在医学领域中的应用，必然会引起一系列的伦理问题。近二三十年以来，生殖技术与生育控制问题、死亡标准与安乐死问题、优生学与缺陷新生儿处理问题、医疗资源分配与使用问题等，使传统的医学道德陷入了困惑。为研探这些难题，生命伦理学应运而生。

生命伦理学（Bioethics）于 20 世纪 60 年代末形成于美国并发展至今。1971 年美国人波特（Potter V. R.）在《生命伦理学：通往未来的桥梁》一书中首次使用“生命伦理学”一词，并定义为：用生命科学来改善生命的质量，是“争取生存的科学”，1978 年美国肯尼迪伦理学研究所编写的《生命伦理学百科全书》给生命伦理学的定义较为科学，即“根据道德价值和原则对生命科学和卫生保健领域内的人类行为进行系统研究”的科学。它的具体内容包括：卫生事业提出的伦理学问题、生物医学和行为的研究、医学面临的广泛的社会问题、医学高技术中的医德难题、提高改善生命质量和人的发展潜力等。人类进入 21 世纪的今天，由于社会的发展，人们更重视健康，所以健康与健康伦理不仅是医学伦理学研究的重要课题，而且是全人类生存与发展的首要问题。国际生命伦理学学会主席把这个阶段称为人口健康伦理，目标是人人享有保健。世界卫生组织（WHO）总干事 G. H 布伦特说：“21 世纪是改革所有年龄人口生命质量的世纪，人的生命质量核心是身体健康，不仅是个人，而且要面向全体人群。”这标志着医学伦理学已步入生命与健康伦理学崭新的阶段。

目前，生命伦理学主要研究的五大领域是：①理论生命伦理学，探究生命伦理学的思想、学术基础；②临床伦理学，探究在护理患者时应采取的合乎道德的决策；③研究伦理学，探究如何在人体研究中保护受试者、保护患者的决策；④政策和法制生命伦理学，探究在解决上述范围的问题时应当制定的政策、条例、法规和法律；⑤文化生命伦理学，探究生命伦理学与历史、思想、文化和社会情境的联系。

生命伦理学主要研究的十大议题是：①生命伦理学理论，如现代生物科学与伦理学的关系、生命伦理学论证模式等。②遗传与发育，如对遗传的干涉，包括基因改造、基因治疗等；生殖和生育问题，包括人工授精、克隆人等。③人体实验。④人的行为控制。⑤健康保障。⑥死亡和濒死。⑦人口控制。⑧生态伦理学，包括对未来的义务和生态道德规范等。⑨科学研究，如研究的限制和管理等。⑩其他问题，如自杀、医患关系等。

（四）药师法的由来和发展

医药分业前，药品的调配、使用和指导权主要在医师手里，药师（药商、调剂师）地位低下，作用较小，因此，没有单独针对药师的法规。1224 年，欧洲药学以法律形式从医学中分离出来，为药师职业的独立奠定了基础。随着药学技术的发展和药品数量的增多，药师地位和重要性日渐提高，对药师的要求也越来越严格。1407 年，意大利修订颁布《热那亚药师法》（*The Pharmacist Code of Genoa*），规定药师必须获得管理当局的执业许可证才能从事药房工作，并对药房、药师工作提出要求。这是近代以来最完整的药师法，也是现代药师法的雏形。此后，意大利其他城市，法国、英国等国家相继在一些相关法规中，规定了对药师所受教育、技术和经验，以及考试等方面的具体要求。

1725 年，德国提出了药师考试的学科标准，当时的普鲁士政府规定药师必须通过正规的专业学术考试。随后德国、法国、英国等相继建立高等药学学校。药师的学历条件逐渐成为《药师法》对药师资格规定的主要内容之一。

19 世纪以后，欧美国家药事管理体制相继建立。在各国药事管理当局和药学各领域专业人员的共同努力下，逐渐形成了以《药品法》《药师法》或《药房法》为核心的药事法规体系。《药品法》及相关法律法规管理药品质量，控制药品使用；《药师法》或《药房法》规范药学人员职业行为，明确药学工作职责标准。随着各国医药卫生事业的发展，《药品法》体系和《药师法》体系在不断修订中日渐完善。

目前世界上各国的《药师法》主要有三种形式，一种是由国家最高立法机关颁布的《药师法》，如日本的《药剂师法》；另一种是由国家或州立法机关制定颁布的《药房法》，如英国的《药房法》和美国各州的《州药房法》；还有一种，主要以行政法规、规章的形式出现，如我国目前实施的《执业药师资格制度暂行规定》。2022 年我国执业药师资格（药学类）考试情况见表 3-1，数据来源于国家药品监督管理局信息中心。

表 3-1 2022 年我国执业药师资格（药学类）考试情况 单位：人

省（市、区）	本期报考人数	本期参考人数	本期成绩合格人数	累计成绩合格人数
合计	255247	188991	35315	745968
北京	6043	4351	705	15652
天津	2463	1849	382	10238
河北	12246	8944	1747	36941
山西	5944	4687	749	21842
内蒙古	0	0	0	0
辽宁	5518	3863	702	22552
吉林	6073	4816	808	18213
黑龙江	6028	4432	798	20385
上海	4443	2968	618	15046
江苏	15863	11619	2120	39562

续表

省（市、区）	本期报考人数	本期参考人数	本期成绩合格人数	累计成绩合格人数
浙江	10347	7665	1462	31137
安徽	13992	10927	2141	41638
福建	5296	4017	753	19218
江西	5296	4017	753	19218
山东	15501	11954	2295	56213
河南	11439	7390	1621	51061
湖北	8300	5836	1216	30482
湖南	10425	7719	1492	33960
广东	31191	25631	5552	66847
广西	10244	7957	1184	25480
海南	2996	2317	317	5289
重庆	5123	3839	861	18397
四川	15146	11228	2036	38571
贵州	0	0	0	10253
云南	21792	16969	2484	24096
西藏	646	464	69	653
陕西	11575	7390	1509	23832
甘肃	0	0	0	12784
青海	1874	1113	154	2480
宁夏	0	0	0	3782
新疆	7244	3717	474	10148
新疆兵团	896	536	79	233

注 2022 年度全国执业药师资格考试结果和统计数据于 2023 年公布，本报告期内相应人数为 2021 年报考、参考及成绩合格人数。本期成绩合格人数统计时间截至 2022 年 2 月底。

第四节　我国社会主义制药伦理思想的形成

一、近代中国制药伦理学的发展

我国医药分业较晚，20 世纪以前，有关药品的事务隶属于医务管理范畴，没有独立的药事法令。自从鸦片战争后，侵略者打开中国的大门，列强的文化侵略和传教士来华，大量的西医专科学校、西医诊所和医院的建立使西医学在中国迅速发展起来。加上北洋政府 1912 年制订的“废止旧医以扫除医事卫生之障碍案”，将中医排除在外，1929 年，国民党政府提出和通，使中医面临生死存亡的局面。当时的中医一方“团结起来，为保护祖国传统医药的生存权利而斗争”，如裘吉生《珍本医书案成》指出该如何行医、如何择医。裘庆元在《医士道》中提出“当以治病救人为天职”，针对时医积习、庸医误病提出了医生所当所戒。

宋国宾在1932年出版了我国第一部系统的医学伦理学专著《医业伦理学》，对医生的品德、规范等有非常详细的论述，标志着中医医德进入近代医学伦理学阶段。国际人道主义深深影响中国医疗界，白求恩“毫不利己，专门利人”，印度医生柯棣华为救中国伤病员夜以继日、忘我工作，英国医生哈里森忠于职守、献身人民革命事业等事迹成为当时医学道德的最高代表。

19世纪末，随着西方世界科学技术、社会文化在我国的逐渐渗入，药师才开始作为一个独立的职业崭露头角。辛亥革命后，国民党政府采用欧美和日本管理体制，制定了一些药政策管理法规。1929年，国民党政府颁布了《药师暂行条例》，对药师资格、认证程序、业务范围、违法处罚等作了具体规定，这一条例成为我国历史上第一个关于药师的专门法规。1944年，国民党政府颁布了《药师法》，对药师的资格、职责和教育作了更全面的规定。

二、中华人民共和国成立以来现代制药伦理学的发展

（一）医学伦理学的发展

以广大人民群众的健康为根本目的，革命的人道主义从一般意义上对处于不幸、痛苦、灾难中的一切病人，都给予同情、关心、爱护并升华到为人民服务、解放全人类的高度，是医学人道主义发展的高级历史形态。

我国比较系统地对医学伦理学进行教学和科研始于20世纪80年代。1981年6月，在上海举行了全国第一次医德学术会议，会议拉开了医学伦理学理论研究的新的一幕。它标志着中国的医学界、理论界已开始认识到医学伦理学理论建设与医学发展的关系，并且开始了我国的医学伦理学的理论建设。1982年，全国第二次医德学术会议在大连召开，会议探讨了人工授精、试管婴儿、安乐死、器官移植等新领域中的伦理问题。

1984年，全国第三次医德学术会议在福州举行，除了理论问题向纵深发展之外，全国医学院校已经注意到了医德教育，并纷纷成立了教研室，相继开设医学伦理学课程，进一步推动了医学伦理学的理论研究。1986年，全国第四次医德学术会议在南宁召开，讨论的主要问题是医学伦理学的义务论、价值论、公益论的理论与实践，个人伦理与社会伦理的关系和结合，道德理论与道德实践的转化和提高，以及中国伦理法规和护理伦理法则与生命伦理问题。1988年10月，全国第五次医德学术会议暨中华医学会医学伦理学会成立大会在西安召开，这次会议标志着我国医学伦理学的理论队伍已经形成并走向正轨。

1991年6月，全国第六次医学伦理学术讨论会在成都召开，会议总结了前10年的医德建设，并对20世纪90年代提出了展望。自20世纪80年代以来，随着我国医学院校医学伦理学课程的开设，杜治政著《医学伦理学纲要》等一大批医学伦理学教材也先后出版，具有中国特色的医学伦理学体系随之基本确立。《医学与哲学》和《中国医学伦理学》的专业杂志也于1980年和1988年先后创刊，对推动我国医学伦理学的发展起了重要作用。

我国自20世纪90年代以来，随着改革开放和发展社会主义市场经济以及科学的进步，人们的道德观念价值观念发生了重大变化。我国社会主义医学伦理学面临生命与健康伦理学的挑战，遇到了安乐死、临终关怀、人类辅助生殖技术、器官移植、严重缺陷新生儿的处理、

人体实验等大量社会、伦理、法律等问题。我国医学伦理学工作者为此开展了一系列学术活动。

1999—2001年，我国的生命伦理学学术活动十分活跃，其特点体现在人类基因组研究、克隆技术研究、遗传生殖技术发展应用等相关伦理问题的凸现和对其探讨的白热化；器官移植等临床医学领域与伦理学相关案件的出现及媒体的关注；国家卫生保健制度及机构改革与生命伦理学学术界的参与；生命伦理学、医学伦理学领域对医学生、医务人员职业道德的重视和反思；关于生命伦理学研究的论著也陆续出版，已有邱仁宗著《生命伦理学》，邱仁宗、瞿晓梅主编的《生命伦理学概论》，沈铭贤主编的《生命伦理学》，徐宗良、刘学礼、瞿晓敏著《生命伦理学：理论与实践探索》，孙慕义、徐道喜、邵永生主编的《新生命伦理学》等。当代医学实践和医学科学发展对医学伦理学提出的一系列需要回答的生命与健康的新课题，已将我国当代医学伦理学推向了生命与健康伦理学发展的最新阶段。

2001年4月2日，我国科学家在联合国教科文组织生命伦理与生物技术及生物安全研讨会上明确指出：我们必须坚决反对"基因决定论"，因为一个人的智力、性格等必将受到环境、教育和社会的多重影响，基因不能决定一切，比基因重要的是它的表型，即基因表达的结果和功能。当然，人类对基因的治疗亦即对生命的干预是一项十分复杂的技术，它的费用是相当昂贵的。在美国，一个患有免疫缺陷综合征的儿童一个月的基因治疗费用高达2万美元，其对于广大发展中国家的普通人民来讲可望不可及。

（二）我国药师立法工作的发展

1984年第一部《中华人民共和国药品管理法》颁布，其中明确规定在药品生产、经营、使用部门必须配备药学人员，并对药学人员条件作了规定。随后相继颁布的《药品生产质量管理规范》《药品经营质量管理规范》《医院药剂管理办法》等行政规章中，均详细规定了不同岗位药学人员的专业、学历、技能的要求及职责，为我国药师制度的建立打下基础。

1994年，中共中央发布《关于建立社会主义市场经济体制若干问题的决定》，指出要在我国实行职业资格证书制度。1994年2月12日，我国劳动部、人事部联合颁布《职业资格证书规定》，规定了职业和岗位的工作人员须实行资格制度。依据《中华人民共和国药品管理法》和《职业资格证书规定》有关条款，1994年3月15日，国家人事部和原国家医药管理局联合颁布了《执业药师资格制度暂行规定》。随后原国家医药管理局先后颁发了《执业药师资格考试实施办法》等文件。1995年，我国开始实施执业药师资格考试与注册，使我国药师管理走向与国际接轨的道路。1999年，人事部和国家药品监督管理局修订颁布了《执业药师资格制度暂行规定》，进一步扩大了执业药师的管理范围。以此为基础，《执业药师资格考试实施办法》等相继修订颁布，我国药师法规管理体系逐渐形成。

三、"制药职业道德"理论体系的提出

根据1996年党的十四届六中全会通过的《中共中央关于加强社会主义精神文明建设若干重要问题的决议》的要求，结合药学领域现实活动中所发生的道德扭曲失范的严重问题，提出了在药学领域的从业人员中开展药学职业道德教育活动，以规范药学职业道德行为，维护正常的经济和社会秩序，维护行业声誉，保证药学事业的健康发展。

四、中国近现代制药伦理思想主要特点

中国近现代医药伦理思想的发展，最初是以爱国主义和革命人道主义为特征的，其伴随着反帝、反封建、反官僚资本主义的革命斗争而形成雏形。这时期的医药伦理思想主要特征表现为：第一，医药学伦理的基本原则和规范形成，对医药学实践人员有明确的道德要求，哪些应该做，哪些不应该做成为指导医药实践人员行为的根本准则。第二，医药道德思想及原则、规范紧密地与医药学的管理办法、法规有机地结合在一起，在医药学实践中有效地发挥约束作用。第三，从医药伦理建设的发展上考察，其已经形成了一支专门的队伍，并日益伴随着科学技术的发展而对最新课题开展研究，切实发挥了伦理对科技健康发展的积极保障作用。

五、当代中西制药伦理思想的包容性及启示

中国医药伦理思想的形成和发展与中国的特定历史条件不可分割。虽然中国经历了漫长的封建社会时期，但是，社会总是在不断地发展和进步，生产力发展水平的不断提高，促进了社会分工的形成和社会阶层的分化，思想家开始从生产劳动的“第一实践”中分离出来，作为“知识分子”阶层而独立存在于社会之中。同样，医药学家也开始在自己的医药学实践中不断地思考个人与社会的关系，个人与他人的关系，医药学实践人员与患者、同道之间的关系，并在实践中探寻协调这些关系的原则和规范。

从上面的概述中可以看到，中国的医药伦理思想具有极为鲜明的继承性和连续性，具有广泛的约束力和实用性。中国近代的医药道德思想是与革命斗争相联系的，其在继承中华民族传统道德基础上，展现出了高尚的革命的人道主义精神，现代的医药伦理思想则是在新的历史条件下对传统医药道德的“扬弃”。医药学道德作为一种特殊的社会意识形态，既具有一定的阶级性，也具有全人类的共同性。从古至今，许多中外医药学家在他们从事医药学实践的过程中，也在践行医药学的伦理道德原则和规范。他们既强调医药学实践不可作为党派政治斗争的工具，也强调在医药学实践中的人权平等思想，表现出极高的觉悟和道德风范，这在客观上反映出医药道德在中西方不同思想文化背景下的广泛的包容性。正是这种包容性在今天启示我们应该借鉴西方先进的医药学伦理思想观念，指导我国的医药学实践。

纵观美国药物临床研究中的道德要求，自《纽伦堡法典》和《赫尔辛基宣言》成为国际公认的惯例之后，美国临床药物研究伦理委员会直至今日仍十分重视药物人体实验中的受试者自主权、知情权。1997 年，国际制药联合会（International Pharmaceutical Federation，FIP）委员会为切实规范药师行为提出了九条原则，要求药师对病人的利益负责；公平对待所有病人；尊重病人自由选择治疗方式；尊重和保守病人的病情机密；同道之间通力合作；在职业活动中恪守诚实、信用原则，同时服务个人、社区和社会；不断提高自身专业知识和技能等。这些具体规范对于我国当前的医疗体制改革及有效规范药师行为具有积极的作用。

1992 年英国皇家药学会的法律委员会依据本国的医药行业发展现状，对药师的道德责任提出九条原则要求：①必须首先关心病人和其他相关社会成员的福利；②必须维护职业荣誉与尊严；③任何时候都要注重有关药学活动中的法律和规范，使其职业活动始终在高标准状态下进行，不得从事任何有损于人们对药学职业信任度的活动；④必须保守病人和病人家庭

有关的信息秘密；⑤必须不断更新知识，使之与药学领域的发展保持同步；⑥既不要向影响其独立、公正行使职权的情况妥协，也不要将这种情形强加于其他药师；⑦当涉及公共利益时，应当向公众提供可靠的职业服务信息，所公开的信息中，不能有宣扬比其同道所能提供的服务有优越性的词句出现；⑧向公众所提供的服务必须真实地反映药学职业的特点；⑨任何时候都要保持与其他相关领域内的从业人员通力合作，以便病人和公众获得最大利益。

学习和借鉴西方先进的医药学伦理思想的精华，有效地规范我国的医药学实践及从业人员的行为，对于确保药品质量、实现医药学为人类的健康服务的崇高目的，具有极其深远的意义。伴随着经济全球化，当代科技发展已经逐渐打破了地域之分，生物科技新成果的层出不穷，也使世界范围内的技术伦理问题暴露无遗。经济与科技的日益融合，启示人类在不同的国度中思考着相同的问题，医药学伦理的研究也不例外。

当代西方医药学伦理的进步，极大地规范了医药业的发展，同时也带来了全球伦理观念的更新，给我国的医药发展带来许多启示。

第一，在人类共同的基点上，建立适合本国国情的伦理规约，发挥其有效的约束作用。第二，德治与法治相结合、与管理相结合，强化道德、伦理的约束作用。第三，坚持“以人为本”的立场，在医药伦理思想中突出和提高人的地位的同时，关注社会的可持续发展。第四，人权平等的思想是医药学伦理的思想基础，在当代社会要突出生命人道论和价值论的统一。

当前，我国的医药学领域已经与国际接轨，并制定了一系列的法律、法规和基本的道德规范，医药的行业分类管理及药品的处方药和非处方药的分类管理也在有条不紊地进行，并且已经形成了良好的发展势头，国家也在通过一系列的认证工作，对医药行业的整顿、治理，逐渐淘汰不合格的企业，并通过法律、法规的贯彻执行及规范化的生产、经营管理来确保药品的质量，同时促进从业人员质量意识和道德水准的不断提高。所有这些都充分地展示出当前世界范围内医药学发展的美好前景，相信在不久的将来，人类在征服疾病、促进健康方面定会迎来春天。

思考题：

(1) 简述中国传统制药伦理思想的历史发展概况。
(2) 简述中国传统制药伦理思想精华的主要内容。
(3) 针对生命伦理学主要研究的十大议题，分组展开讨论。
(4) 结合中西制药伦理思想的包容性，简述它给我国制药伦理思想带来哪些启示。

第四章　制药伦理的基本规范

第一节　道德规范的含义、层次和形式

一、道德规范的基本含义

探讨道德规范这一问题，宜先明确规范、道德规范、研究道德规范等概念。解析规范，“规”原指圆规，用以圈定范围；“范”原指模型，用以铸造规定形状的金属器具。合而引申之规范是人们行为的准则——标准或尺度，使人们的行为依此为据。道德规范是规范的下位概念，指人们在某一社会关系和社会生活领域应当遵循的道德准则。道德规范作为一种由非权威机构制定和执行的“软性”的社会约定，以善与恶、诚实与虚伪、公正与偏私等观念来评价有关行为，对人们的行为产生程度不同的抑制力和约束力，从而调节人与人之间的关系。研究道德规范是道德规范的下位概念，指研究者在从事科学或学术研究活动时应遵循的道德准则。研究道德规范不仅包含研究者“本身应具有的道德”，而且包含研究者与其研究对象以及其他有关人员彼此之间应维持的“适切关系”和应遵守的“行为规范”。恩格斯曾指出，“不仅每个阶级有各自的道德，甚至每一个行业，都各有各的道德”。

道德规范是道德意识现象的内容之一。一定社会或阶级为了调整人们之间以及个人与社会之间的关系，要求人们遵循的行为准则；是人们的道德行为和道德关系普遍规律的反映，是一定社会或阶级对人们行为的基本要求的概括，是人们的社会关系在道德生活中的体现。

根据上述道德规范初步概括为：道德规范是由一定社会经济关系决定的，以善恶为评价的，依靠人们的内心信念、社会舆论和传统习惯来维系的，调整个人与个人之间及个人与社会之间关系的原则和规范的总和。一定社会或阶级用以调整人们之间利益关系的行为准则，也是评价人们行为善恶的标准。不同时代和阶级有不同的道德规范。

二、道德规范的层次及形式

道德规范源于人们的道德生活和社会实践，又高于人们的道德生活和社会实践。历史上不同时代、不同阶级的道德规范，都是从相应的时代要求和阶级利益出发，经过概括而形成的，并用以指导人们的道德生活和道德行为。道德规范指判断善和恶、正当和不正当、正义和非正义、荣和辱、诚实和虚伪、权利和义务等道德准则。人们能够按照道德规范的要求行为，就是善行；违反道德规范的行为，就是恶行。

道德规范是由一定的社会物质条件和社会关系所决定的，同时又是一定社会或一定阶级

的人们自觉行为的产物。道德规范随着社会的发展而不断发展，具有历史性和继承性。在阶级社会和有阶级存在的社会，道德规范的形成、发展及其在实践中的贯彻，同现实社会的阶级关系和阶级斗争有密切的关系。

不同社会的不同阶级有不同的道德规范。马克思主义认为：人们的行为，凡是有利于社会进步和社会发展的，就是合乎道德的，反之就是不道德的。肯定道德规范的历史性和阶级性，并不否认道德本身的继承性。任何先进阶级的道德规范总是要继承和发展先前社会中的有积极和进步作用的道德规范。社会主义和共产主义道德规范，是从无产阶级的阶级斗争的利益和全人类的利益中引申出来的，是最先进的道德规范。

道德是由人们在实际生活中，根据人们的需求而逐步形成的一种具有普遍约束力的行为规范。它具有良好的群众基础，往往流传较为广泛，可以形成共识。

道德必须与法律相区别，两者都是行为规范，但是法律是具有国家强制力保障的，而道德是一种心灵的契约，只能靠人们自觉遵守，所以约束力比法律弱很多，靠舆论来实现道德的力量。二者形成不同，道德是在生活中逐步确立的风俗规则，法律则是有国家制定的。二者代表的利益不一样，法律一般是当权者管理的有力工具，而道德是群众在生活中的利益体现，有一定差距。

第二节　制药道德的基本原则

加强药学伦理学与药学质量管理教育，使药学从业人员明确各自的岗位职责和肩负的社会责任，不断提高职业道德水准和药学管理水平，是药学人员的责任，尤其是药学教育工作者的责任。药品是防病治病、保护人民身体健康的特殊商品，药物治疗为许多患者解除了病痛，带来了幸福；但同时也给不少患者造成了药害，引起并发症、后遗症，甚至死亡。究其原因，有些是因为药物本身的质量问题，有些则是由于处方、配药或给药不当而造成的。作为药师，无论从道义上还是从责任上，都应该对广大患者的健康和生命负责，保护患者免受药害之苦。特别是随着生活水平的不断提高，人们对健康水平的要求也越来越高，已经不再仅仅满足于“有药可用”，而要求医院药学部门既要提供安全、有效的药品，又要提供优质、高效、热忱、周到的药学服务。所以，我们要在确保药品质量的同时，确保药学服务质量，否则就无法保障患者的整个医疗服务质量。总之，确保药品质量和药学服务质量，是所有医疗机构和药学从业人员的出发点和归宿。

一、制药道德的基本原则的内容

（一）尊重原则

尊重原则是指医患交往时应该真诚地相互尊重，并强调医务人员尊重患者及其家属。

1. 狭义的尊重原则

狭义的尊重原则要求尊重患者的人格及患者独立的平等的人格尊严，不允许“重病不重人”，不允许做有损患者人格的事。人格权是一个人生下来就享有并受到法律、道德肯定和保护的权利。

在我国，依据现行法律和伦理传统，每一位公民都享有生命权、健康权、身体权、姓名权、肖像权、名誉权、荣誉权、人格尊严权、人身自由权等；隐私权或者其他人格利益；人去世后仍享有的姓名权、肖像权、名誉权、荣誉权、隐私权、遗体权等；具有人格象征意义的特定纪念物品的财产权。其中，自然人的生命权、健康权、身体权及其死后的遗体权等属于物质性人格权，其余的属于精神性人格权。

2. 广义的尊重原则

广义的尊重原则还包括尊重患者的自主性，保证患者在能够理性地选择诊治决策时的自主选择。患者的自主权并不因其罹患疾病、处于弱势地位而降低和丧失。相反，正因其身心在承受病痛折磨，所以更应得到医务人员的尊重。尊重患者自主性的伦理价值在于从根本上体现和保障患者的健康权益。

3. 坚持尊重原则的意义

尊重原则是医学人道主义基本精神的必然要求和具体体现，也是现代生物—心理—社会医学模式的必然要求和具体体现。实现尊重原则是建立和谐医患关系的必要条件和可靠基础，也是保障患者根本权益的必要条件和可靠基础。

（二）无伤原则

卫生部和国家中医药管理局联合下发的《医疗机构药事管理暂行规定》中，也明确要求药学服务的宗旨是：以病人为中心，为人民防病治病，提供安全、有效、经济、合理的药品和药学服务，将维护患者生命和公众健康作为最高道德行为准则，将维护正常的市场经营秩序作为自己的社会责任，严格遵守药品经营法律法规。药学技术人员要面向患者，在药物治疗活动中运用自己所学的专业知识，实行医药结合，为患者提供安全、有效、经济、合理的药品，以达到少花钱治好病、提高患者的生存质量的目的。使药物治疗更趋于科学性、合理性，提高药物治疗水平，减少药物不良反应并可减少卫生资源的浪费。

（三）公正原则（公平、公正、公开）

何谓公平、公开和公正？“公正、公平乃同一概念，是行为者应受的行为，是给予人应得而不给予人不应得的行为。”当这一伦理学概念运用于生物医学范畴时，就应被解释为对人公平、正当及适当的处置，它指出在面临相抗衡的主张或诉求时，必须以公平的基础来执行裁量的道德义务。

对于药品而言，消费者永远存在被动性，消费者在购买一般商品时均有主动权，可以自己选择商品。而购买药品时，这种主动权十分有限，从实质上看，消费者是被动的，完全依赖于医生开方或药师推荐。即使是 OTC 药物，消费者可以自己选择使用，但许多消费者仍无把握，希望得到药师的指导。所以，患者得到的公平、公开和公正往往是由医生、药师以及许许多多的药业人士所决定的。

要保证药品分配的公平性，究其原因还是要处理好医药道德中公平与效率关系。处理好公平与效率的关系是当今医药道德实践的重要问题。医药卫生事业的社会效益体现出社会的公平原则，而经济效益体现其效率原则，处理好两者之间的关系十分重要。医药产品是特殊商品，既要通过合理配置卫生资源，实行药品限价和低价政策，实行社会的二次分配，保持社会公平；又要通过经济政策杠杆激发医药企业的活力，提高医药事业发展水平。牺牲效率换取公平，是低水平的原始的水平；牺牲水平换取效率则背离了社会主义经济发展的终极目的，影响社会稳定，最终影响社会效率。牺牲任何方都是不道德和不可取的。

改革开放以后，药品逐渐改变了作为纯福利品的特性，进入了商品的领域。事实证明：医药经济在为国民经济发展作出巨大贡献的同时，自身也得到了长足的发展。目前，我国医药生产、经营行业已成为各地区经济的支柱产业。药品作为商品日益丰富，最大限度地满足了维护人民生命健康的需要，这是人民群众的根本利益所在，只有这样，医药道德的最高意义和价值才能得以实现。

因此，医药系统职工必须认真贯彻《药品管理法》和国家有关医药商品的管理条例、规定、办法，加强质量管理，杜绝不符合质量标准的医药商品进入流通领域。提出接待患者应一视同仁，不优厚亲属，不以貌取人，不对患者评头论足，做到主动热情、耐心细致；药品供应货真价实、明码实价，不以次充好，不以假乱真，不硬性搭配，不出售过期失效、霉烂变质药品；买卖公平，计量准确，收购药物按质论价，不克扣客户，调剂中西药品应严格查对把关，防止差错事故发生；药品宣传应实事求是，不夸大性能作用，如实说明毒副反应，不欺骗患者；不利用职权或工作之便谋取私利，自觉抵制不正之风。

附：器官移植的公平、公正、公开原则

第一，分配标准。移植器官的相对短缺，决定了人人均绝对平等地享有资源是不可能的。因此只能采取比例平等原则，而实现这一比例平等原则的具体标准有“医学标准、社会价值标准、家庭角色标准、科研价值标准、余年寿命标准”等。应当以医学标准为前提，在此基础上结合考虑其他因素（如时间顺序、社会地位、预期寿命、科研价值等）。

第二，监督机制。有效的监督机制是维护公平的重要保障。不仅要接受有关部门的监督，还要接受广大民众的监督，这样才能更有利地保证其工作开展的公平、公正。而“公开”信息事实上就是一种监督形式。

《中华人民共和国器官移植条例》于2022年9月1日正式施行。器官移植的合法性仅限于由政府指定的医疗机构进行，并要经过严格的审查和审批缓毁。器官移植必须符合国家有关法律法规和政策规定，并遵守临床实践准则。器官移植必须经过捐赠者和受赠者的知情同意，确保双方的合法权益得到充分保障。器官移植必须经过专业医疗机构的审核，确保移植的器官质量和安全。器官移植的管理由国家卫生健康委员会负责，负责制定和实施器官移植的政策、法规和标准。国家卫生健康委员会将建立器官移植管理机构，负责器官移植的组织、审核、监督和管理工作。国家卫生健康委员会将建立器官移植信息系统，负责收集、整理和发布器官移植的信息。器官移植的责任由政府、医疗机构和器官捐赠者共同承担。政府负责制定和实施器官移植的政策、法规和标准，确保器官移植的合法性。

（四）保密原则

患者隐私权是隐私权在医患关系中的一种具体表现形式，是指患者所享有的对存在于其内心和身体中的个人身体秘密以及相关信息进行支配的一种具体人格权。构成患者隐私的内容主要包括：①患者的个人身体秘密，主要是指患者的生理特征，如性器官等；生理、心理缺陷，如器官缺陷；可能影响其声誉和社会地位的特殊疾病，如性病等。②患者的身世和历史秘密，主要是指患者的出生、血缘、既往疾病史、家族疾病史、病历及档案、婚姻史等信息。③患者的私生活，主要是指一些与公共利益和他人利益无关的个人生活，如夫妻性生活、私人交往等信息。④患者的基因信息，基因信息即个人遗传信息，是关于一个人的基因组组成，他或她的基因组是否有缺陷基因存在、缺陷基因有多少以及这些缺陷基因将可能导致什么疾病的信息。基因信息能够揭示家庭成员的健康状况，揭示出身、繁殖选择和未来的健康危险，揭示一个人是谁和是什么，其被认为是独特的。除非对基因进行刻意的改造，一个人的基因信息是终生不变的。因此，基因缺陷一旦公布于众，与此基因缺陷或此基因病相关的一切羞辱、歧视等不利问题都将终生陪伴着他或她。因此，基因信息的不适当暴露，将会给当事人造成情感、经济和身体的伤害，使其不能很好地适应社会。因此，保护患者的基因隐私权是未来隐私权立法的一个重要方面。

有些学者认为，患者的身高、体重、财产状况等也属于患者隐私的内容。而笔者认为，身高、体重、财产状况属于自然人隐私的一部分，但是患者隐私应着重于患者内在的，不易为他人所知的身体秘密以及相关信息，而身高、体重这些信息是外在于身体的，可以为人的肉眼所发现，因此没有必要将其囊括为患者隐私内容。同样，财产状况不是患者的身体秘密，与患者疾病的治疗没有必然联系，不属于患者隐私的内容。

患者隐私权，作为隐私权的一种具体表现形式，它具备隐私权的一般特征和权能，具有排他性，任何人不得非法侵害，同时它也具有自己的特征，具体表现在如下几方面：

第一，患者隐私内容主要侧重于患者的个人身体秘密，以及与此相关的个人信息。私生活秘密、私人活动和私人空间构成自然人隐私的内容，而患者隐私的内容主要侧重于患者的个人身体秘密以及相关的个人信息。因为在医疗过程中，医生以患者的身体为载体实施医疗行为，接触的主要是患者的身体秘密，而对于患者与治疗疾病无关的的私人活动、私人空间涉及较少，因此与患者身体有关的个人秘密及相关信息构成患者隐私的主要内容。

第二，患者行使隐私支配权的方式，不同于其他隐私权的行使方式。法律行为行使方式有明示和默示两种，一般而言，隐私权人行使隐私支配权的方式为明示，如公开隐私、准许对私人活动或私人领域进行察知、准许他人利用自己的隐私等。但是，患者行使隐私支配权的方式则包括明示同意和默示同意两种。

临床实践中，医方侵害患者隐私权，引发医患纠纷的行为主要表现为两种类型：一是医护人员在执业活动过程中侵害患者隐私权；二是医方擅自允许医学院实习生观摩对患者的治疗过程。

医护人员在执业活动过程中，侵害患者隐私权的行为方式主要有四种：

一是非法获得患者隐私。医护人员在为患者诊疗的过程中，出于治疗疾病的需要而触及患者隐私，则患者不得对此主张隐私权，这是共识。但是，如果不是为了治疗疾病，而是出于其他不可告人的目的，如仅仅是为了满足自己的低级好奇心，对患者的与诊治疾病毫不相关的个人信息进行询问，对患者身体的隐秘部位进行不适当的接触、窥视，则侵犯了患者隐私权。

二是擅自公开患者隐私。与治疗患者疾病有直接联系的医护人员，对知悉的患者隐私负有保密义务，如果医护人员擅自公开这些隐私，则侵犯了患者的隐私权。

三是非法利用患者的隐私。主要有两种形式，一种是未经患者同意，擅自将合法获悉的患者隐私为其所用，例如：将真实案例结集出版，或者在公开刊物上发表，将患者的个人隐私作为宣传资料或者卖广告等；另一种是超出患者同意的范围、方式利用患者的隐私。无论是出于什么目的而非法利用患者隐私，均构成对患者隐私权的侵犯。

四是在诊治过程中不注意保护患者隐私权。由于尊重和保护患者隐私权观念的不强，以及现实医疗条件的限制，医方在诊疗过程中，常常会不自觉地侵害患者的隐私权。例如：医院的床头病历卡将患者的病情暴露无余，医院的注射室没有用一块屏风或者帘子隔开，男女患者同室注射，患者注射全部都在大家的注视下进行，注射室的大门往往是敞开的，走廊上来往的人随便就能将里面的情况一览无余。这种侵权方式极其普遍，患者和医方似乎都没有把它当作一种侵权行为来对待，但是从法理上分析，患者隐私权作为一种绝对权，任何人均负有不得侵犯的义务，医方在医疗、诊治过程中，绝对是有义务保护患者的隐私的，如果医方没有尽到这些义务，就侵害了患者的隐私。

二、制药道德基本原则的意义

（一）提高药物治疗水平

准确的诊断是治疗的先决条件。治疗包括药物治疗和非药物治疗，其中药物治疗是主要的治疗手段。可以说，准确的诊断和合理的药物治疗是患者康复不可缺少的两个必要条件，缺一不可。目前的医学书籍、杂志和专业学术会议等，在疾病的诊断方面探讨较多，而在药物治疗方面却不多或不足。由于医学的传统教育注重诊断，而在有关药物方面的教育欠缺，因此药师可在药物治疗方面发挥自己的专业特长，帮助医师合理选用药物、制订最佳治疗方案，这样就可提高药物治疗水平，使患者受益。这已有很多成功的例子。

（二）减少药物不良反应

药物作用的双重性，决定了药物在发挥治疗作用的同时，也可能引起不良反应。一般认为，住院患者发生药物不良反应的发生率是5%~10%，其中，有一些则因严重的不良反应而死亡。在临床上，临床医师习惯于了解药物的治疗作用，而对药物的不良反应则了解很少或重视不够，这可能导致严重的后果。临床药师可将知识不断地向临床医师讲解，尽量避免类似的不良反应发生。因此，临床药师在参与给药方案的制订方面具有重要作用，这在保证药物疗效的同时，可减少药物不良反应的发生。

（三）节约卫生资源

我国医疗费用与发达国家相比增长过快。由于不合理使用卫生资源而造成的浪费是惊人的。据我国卫生部门的粗略估计，我国住院患者因不合理用药引起的药物不良反应，每年所花费的医疗费用就达7亿元，实际上可能远高于这个数值。如何合理使用有限的卫生资源，对于提高国民健康水平是十分重要的。临床药学工作的开展以及临床药师参与临床工作，可在这方面大有作为。临床药师参与合理用药的研究可大大节约医疗费用和卫生资源。

第三节　制药伦理规范的主要内容

一、制药从业人员与服务对象的道德规范

在药学实践中，药学人员与服务对象关系是最首要的关系。这里的服务对象包括患者、

保健对象及其家属，这种关系是否协调、融洽，药学人员能否做到想服务对象所想、急服务对象所急，直接关系到服务对象的生命健康和医药人员的服务质量。从大范围来看，这种关系还将影响社会的精神文明建设，它是制药伦理学研究的核心问题和主要研究对象。

在制药道德规范方面，按照药品采购供应、库房管理、加工炮制、制剂生产、药剂检验、处方调配、临床药学、科学研究、药剂管理等不同技术岗位和环节，参照医药系统的规定，分别明确要求，不论在医药还是在卫生系统的药学人员，可统一归纳为七个方面的药德规范内容：

（1）救死扶伤，服务热情。时刻为病人着想，千方百计为病人解决痛苦，把为人民服务、搞好本职工作，当作最大乐趣。

（2）工作认真负责，一丝不苟。严格执行各种法典、标准、规章制度和操作规程，按照规范化、科学化的要求做好各项工作，一切从有利于患者和保证用药安全有效的角度出发，决不能计较个人得失和怕脏、怕累，任何时候都不能马虎、草率，操作尽量做到熟练、准确。

（3）业务上精益求精。首先应热爱专业，自强不息、刻苦钻研，达到国家要求的相应的学识水平和技能，具有独立工作的能力，并尽可能多地学习掌握新的科学知识，推广新的科学技术成果；其次，对专业知识应兼收并蓄、博采众长，谦虚好学、不耻下问，不断扩大知识领域，切忌骄傲和嫉妒别人。

（4）文明服务，尊重病人。一是尊重病人的人格，对待病人应不论职位高低、知识多寡、容貌美丑、年龄长幼、关系亲疏，均应一视同仁。病人的合理要求应尽量满足，若达不到时，亦应耐心解释；二是关心爱护病人，急病人之所急，对待急诊、急救病人，应优先配发处方，不得因配发药物而贻误抢救时间；三是在病人信心不足时给予鼓励，焦虑时给予安慰劝告，服务要热情周到，语言亲切、温和、文雅有度，不和病人开玩笑，不说下流话；四是调配发药时，更应讲文明、讲礼貌、讲道德、讲卫生，尽量提供优质服务。

（5）在同事间应相互尊重、团结互助，不乱猜疑，不背后议论，不贬低他人抬高自己。学术问题应多进行磋商，做到百家争鸣。不得剽窃他人成果，骗取荣誉，并应善于团结同志一道工作。

（6）作风廉洁。不用药品送人情、走后门，贵重、紧俏药品不得私自截留，更不得将药品作为私有财产拿离科室，据为己有；不得利用职权牟取私利，不得因购进药品而向药品生产企业和经营业索要或收受贿赂及“回扣费”。不接受病人送礼，更不能向病人索要礼物。为了协助医生执行保护性医疗制度，有些药品的名称和治疗作用、适应证不得告诉病人，以保守病情秘密。同时，应实事求是，不夸大病情，不弄虚作假，不谎报数据，不得为病人出具假证明。

（7）仪表端庄。第一，衣着要清洁整齐，工作帽要戴正。衣领翻折平整，衣服要扣好。工作时不穿背心、高跟鞋、响底鞋、拖鞋。仪表要整洁、朴实、大方，勤理发，勤洗澡更衣，不留怪发型，不标新立异。第二，举止沉着稳重，行动敏捷果断，不得慌张冒失、懒散懈怠、轻浮草率。

总之，制药道德规范是多方面的，道德内容要求随着文明建设的深入发展，也将不断更新。每个药学工作者理应更加自觉地接受药德教育，随时随地唤起自己的道德良知，以便在为人民服务的过程中不断充实自己，成为人民健康的合格卫士。

二、制药从业人员与同仁关系的道德规范

药学人员与同仁关系包括药学科研人员彼此之间的关系、药学科研人员与生产人员和营销人员之间的关系及各类人员彼此关系、药学人员与行政管理者之间的关系等。药学人员之间的相互尊重、团结协作对于医药科学的发展及药品质量的保证、提高均具有直接意义。制药伦理学把药学人员相互关系作为重要研究对象。

三、制药从业人员对社会关系的道德规范

药学实践活动总是在一定的社会关系下进行，必然与社会之间发生直接或间接的联系。药学人员对许多问题的处理必然要考虑到服务对象及局部利益，但也要顾及他人、后代及社会的责任。如计划生育药品的研制、优生优育措施的采取、药学有限资源的合理利用等，都要求药学人员必须站在历史发展和时代高度认识自己肩上的责任，并从社会利益角度规范自己的行为。药学人员与社会关系道德是制药伦理学研究的对象之一。

随着生命科学的迅速崛起，基因工程制药方法的广泛使用，在医药科学发展中带来许多道德难题。如安乐死药物的研究与使用；基因药物的制备及其过程中的参与与不参与是否道德的问题就显得较为尖锐、突出。因此，药学人员与医药科学发展之间的关系亦成为制药伦理学的研究对象。

制药伦理学从人类的健康出发探索人与自然的关系，从而确立了人类所必须具有的环境意识和环境道德。尤其是在药学实践中，许多药物的研制、开发、生产均与天然植物、动物、海洋生物以及人类生态环境中的其他部分发生关系，人如何处理好与自然的这种关系，既获得所需又维护生态平衡，成为制药伦理学必不可少的研究对象。

附：“十四五”国家药品安全及促进高质量发展规划（节选）2021-12-30

为保障药品安全，促进药品高质量发展，推进药品监管体系和监管能力现代化，保护和促进公众健康，根据《中华人民共和国国民经济和社会发展第十四个五年规划和2035年远景目标纲要》，制定本规划。

一、现状和形势

“十三五”时期，我国药品安全监管体制机制逐步完善，药品质量和品种数量稳步提升，创新能力和服务水平持续增强，《“十三五”国家药品安全规划》发展目标和各项任务顺利完成。

公众用药需求得到更好满足。现有药品1.8万个品种、15.5万个批准文号；医疗器械一类备案凭证12.4万张，二、三类注册证12.1万张；基本满足临床使用需求。强化了短缺药品监测预警，建立了中央和地方两级常态短缺药品储备。国产疫苗约占全国实际接种量的95%以上，能够依靠自身能力解决全部免疫规划疫苗。

全生命周期监管不断强化。建立完善药品上市许可持有人、医疗器械注册人等制度，督促企业严格落实各环节的药品安全主体责任。改革和完善疫苗管理体制，加强全流程、全生命周期监管。加强临床试验规范管理，建立临床试验机构备案管理平台。全面强化现场检

查和监督抽检，深入开展中药饮片专项整治，医疗器械“清网”、化妆品“线上净网线下清源”等专项行动。完善药品不良反应和医疗器械不良事件报告机制。

审评审批制度改革持续深化。建立完善药品加快上市注册程序，不断健全适应症团队审评、项目管理人、技术争议解决、审评信息公开等制度。审评通过674件新药上市申请，其中含51个创新药；审评通过39个临床急需药品上市申请。扎实推进仿制药质量和疗效一致性评价工作，公布参比制剂目录3963个品规，通过一致性评价申请964件278个品种。实施创新医疗器械特别审查程序，批准109个创新医疗器械、35个临床急需医疗器械上市。进口普通化妆品由审批管理调整为备案管理，化妆品新原料由统一注册管理改为仅对具有较高风险的新原料实行注册管理，特殊化妆品行政许可延续实施承诺制审批，审评审批时限由115个工作日压缩为15个工作日。

法规标准制度体系不断完善。进一步健全覆盖研制、生产、经营、使用全过程的药品管理法律制度。全面修订药品管理法，出台世界首部疫苗管理法，修订《医疗器械监督管理条例》，制定出台《化妆品监督管理条例》。发布2020年版《中华人民共和国药典》，发布《医疗器械标准管理办法》。发布药品技术指导原则125个，医疗器械注册指导原则399项。发布医疗器械标准710项，现行有效医疗器械标准与国际标准一致度超过90%。发布《已使用化妆品原料目录》，收录已使用化妆品原料8972个条目，更新《化妆品禁用原料目录》，收录1393个禁用原料。

药品监管能力得到全面提升。加强专业人才培养，专兼结合、素质优良的药品检查员队伍加快建成。实施中国药品监管科学行动计划，首批认定45家国家药监局重点实验室。建成疫苗信息化追溯体系，“药监云”正式上线运行，实施医疗器械注册电子申报、试点启用医疗器械电子注册证，医疗器械生产监管平台和网络交易监测系统投入使用，化妆品注册备案实现全程网上办理，监管信息化水平进一步提高。药品监管国际化水平显著提升，成功当选国际人用药品注册技术协调会管委会成员，作为国际医疗器械监管机构论坛主席国成功举办两次管理委员会会议，全面参与国际化妆品监管联盟工作。

服务保障疫情防控成效显著。新型冠状病毒肺炎疫情发生后，超常规建立研审联动工作机制，全力做好新型冠状病毒检测试剂、医用防护服、医用口罩、治疗药物等的应急审批和质量监管，推动我国疫情防控取得阶段性战略成果。严格按照法律法规和国际认可的技术标准附条件批准新冠病毒疫苗上市，积极支持疫苗生产企业增线扩产，不断提高疫苗批签发质量和效率，为开展新冠病毒疫苗大规模接种提供了强有力的支撑。

……

二、总体原则与发展目标

（一）总体原则

坚持党的全面领导。把党的领导贯穿到药品监管工作全过程、各环节，坚持党政同责，做到守土有责、守土尽责，为保障药品安全、实现高质量发展提供根本保证。

坚持改革创新。创新药品监管理念，深化监管体制机制改革，多渠道发展监管科学和监管技术，发挥监管引导和推动作用，激发医药产业活力和创造力，促进医药产业转型升级。

坚持科学监管。正确把握保障药品安全与促进产业发展的关系，营造有利于高质量发展的监管环境，突出源头严防、过程严管、风险严控的药品全生命周期监管，牢牢守住药品安全底线。

坚持依法监管。建立健全严谨完备的药品监管法律制度和标准体系，强化执法监督，严格规范执法，严厉查处违法犯罪行为，营造公平正义的法治环境。

坚持社会共治。严格落实药品安全企业主体责任、部门监管责任和地方政府属地管理责任，鼓励行业协会和社会公众参与药品安全治理，推动形成政府监管、企业主责、行业自律、社会协同的药品安全共治格局。

（二）2035 年远景目标

展望2035 年，我国科学、高效、权威的药品监管体系更加完善，药品监管能力达到国际先进水平。药品安全风险管理能力明显提升，覆盖药品全生命周期的法规、标准、制度体系全面形成。药品审评审批效率进一步提升，药品监管技术支撑能力达到国际先进水平。药品安全性、有效性、可及性明显提高，有效促进重大传染病预防和难治疾病、罕见病治疗。医药产业高质量发展取得明显进展，产业层次显著提高，药品创新研发能力达到国际先进水平，优秀龙头产业集群基本形成，中药传承创新发展进入新阶段，基本实现从制药大国向制药强国跨越。

（三）“十四五”时期主要发展目标

“十四五”期末，药品监管能力整体接近国际先进水平，药品安全保障水平持续提升，人民群众对药品质量和安全更加满意、更加放心。

支持产业高质量发展的监管环境更加优化。审评审批制度改革持续深化，批准一批临床急需的创新药，加快有临床价值的创新药上市，促进公众健康。创新产品评价能力明显提升，在中国申请的全球创新药、创新医疗器械尽快在境内上市。制修订药品医疗器械化妆品标准 2650 项（个），新增指导原则 480 个。

疫苗监管达到国际先进水平。通过世界卫生组织疫苗国家监管体系评估。积极推进疫苗生产企业所在省级药品检验机构具备辖区内生产疫苗主要品种批签发能力。

中药传承创新发展迈出新步伐。中医药理论、人用经验和临床试验相结合的审评证据体系初步建立。逐步探索建立符合中药特点的安全性评价方法和标准体系。中药现代监管体系更加健全。

专业人才队伍建设取得较大进展。培养一批具备国际先进水平的高层次审评员、检查员和检验检测领域专业素质过硬的学科带头人。药品监管队伍专业素质明显提升，队伍专业化建设取得积极成效。

技术支撑能力明显增强。全生命周期药物警戒体系初步建成。中国药品监管科学行动计划取得积极成果，推出一批监管新工具、新标准、新方法。药品检验检测机构能力明显提升。

……

思考题：

（1）简述道德规范的含义及特点。

（2）结合实例，简述制药道德规范的主要内容。

（3）理论联系实际，谈谈知情同意原则的重要意义。

（4）理论联系实际，谈谈在医药实践活动中，如何保护患者的隐私权。

第五章　制药从业人员职业道德核心与范畴

古人云："人，以德为先。"我国是具有几千年文明史的礼仪之邦。注重"人伦"、强调"德治"是中国传统文化的主要内容。在我国的药学史上，"崇德""奉贤"的实例也不胜枚举。有着300多年历史的"同仁堂"堂训——"同修仁德"，至今耳熟能详。可见，中华民族自古推崇高尚的道德情操和规范。然而，在市场经济大潮的冲击下，在人们的开发意识、创新意识、竞争意识、民主法治意识不断增强的同时，思想观念、价值观念、道德观念也随之发生了一些新的变化，甚至在社会生活的某些领域，出现了"道德迷乱""道德失范"这种与国家经济发展、社会进步、人民生活水平逐步提高极不协调的新情况、新问题。一些人私欲膨胀，把金钱当作人生追求的唯一目标，不讲道德、不讲良心、不择手段，在金钱面前，虚伪替代了真诚，奉献化为了索取。在医药行业，不少从业人员忽视"药学伦理"的规范要求，出现了一些严重违反药学职业道德的行为，违背了药学道德的基本原则，干扰破坏了正常的药品流通秩序，也严重损害了医药行业的信誉。

纵观我国药学工作中的高等教育，只有很少的院校把药学道德作为一门必修课。培养出来的学生即新生代药学工作者心中自然没有牢固的药学道德观念。而在药品生产、经营企业、医疗机构、药品监管等部门工作的药学人员以及一般的员工，也很少接受相关的药学道德教育，药品生产、经营企业更是缺少与药学道德相关的企业文化。药品质量是保证人类身心健康的关键，而要保证药品质量合格、疗效安全，对人类生命和健康有益，就要对生产、研制、开发和经营使用药品的实践人员实行道德控制，增强他们的责任感和使命感，确保其在药学实践中选择正确的道德行为。而药学人员的责任感和使命感并非一日形成，这是一个漫长的教育和潜移默化的陶冶过程。

第一节　制药从业人员职业道德的核心

员工的职业道德，是一个企业职员必须遵循的业界普遍认同的职业规范。职业道德在内容上，包括职业观念、情操、纪律、良心和作风等方面，它不是单纯意义上的个人道德问题，而是涉及社会、企业及个人等各方面的利益。许多大企业的倒闭或形象的损坏，往往是因为员工在职业道德上犯下了难以饶恕的行为。因此，恪守职业道德，提高个人的修养，不仅仅关乎员工个人的职业声誉与生涯规划，而且关乎企业形象的建立与维护，值得企业管理者深思。

很多知名企业把品德放在了首位，作为衡量员工的第一准则，作为一个员工，能力固然重要，但是人品更重要。品德高尚的员工对于企业来说，是一笔宝贵的财富，因为这样的员工，除了能在施工生产和管理中起到积极作用外，还能产生良好的榜样作用并带动其他员工，更好地促进企业的持续发展。一颗道钉，足以倾覆一列火车；一个烟头，足以毁掉一片森林。世界上一些知名企业的消亡，很多就是源于错误重用了品德低劣的员工。大量事实表明：品德职业素养已经成为决定组织前途、关乎全局成败的关键要素。提升职业道德水平，是现代组织发展的关键所在，加强职业道德培训，已经成为和谐社会文明进步的重要使命。

某著名企业的用人之道为："有德有才破格重用，有德无才培养使用，有才无德限制使用，无德无才坚决不用。"可见，成才先做人，做人德为先。作为最根本、最重要的职业素养，品德是人所有能力的导向与根基。当今社会，品德职业素养拥有重要的集体与个人价值。对于集体而言，品德拙劣的人就像一个隐患，用人单位时刻都要为此承担一定的风险：他们越有才干，其将来可能导致的危害就会越大。一些重大事故酿成的悲剧，教训十分惨痛，而其中折射的品德因素更是令人心痛。对于自身而言，品德优秀才会赢得他人信任，而品德拙劣却会让自己慢慢失去一切：朋友、客户，甚至工作，以致最后世界上所有通往成功的道路都对他永远关闭。

一、以德为先

古人云："君子爱人以德，小人爱人以姑息。"承袭先贤之圣见，正视当今用人之利弊，笔者认为，用人应当"以德为先"。德，即品德和修养，包括为人正直、善良、诚恳，又具有强烈的责任心、进取心和事业心。才，即知识和才能，是通过学习而积累起来的。所以，我们在衡量一个人的时候，更加注重的是他是否具备良好的学习态度和持之以恒的学习力，这恰恰是有德之人的必备素质。

第一，以德为先用人是古今中外之定理。从"修身、齐家、治国、平天下"，到"以德治国"，无论什么行业招贤纳才，都讲究"德才兼备"，是以德为先。从小学到大学，都要求学生"德、智、体、美、劳"共同发展，也是以"德"为先。从公务员条例到公务员法，都强调对公务员"德、能、勤、绩、廉"的考察，还是以"德"为先。

第二，以德为先用人是单位发扬团队精神之前提。高尚的品德如磁石、如号角、如清风，总是为人所尊重、所赞许、所仰慕，能够产生强大的吸引力、感召力和凝聚力，进而产生坚不可摧的团队精神，使企业在当今愈演愈烈的激烈角逐中永立于不败之地。

第三，以德为先用人是企业长足发展之保障。"如果把企业比喻为一棵大树，则诚信道德犹如树根，若树根开始腐烂，不管树多大多茂盛，即可预见这棵树终将枯萎"。进入知识经济时代，每个企业都重视创新，有德之人将会充分发挥其知识与才能，为企业的创新与进步殚精竭虑！恰恰相反，无论企业管理制度多么严谨，一旦聘用品德有瑕疵的人，就像组织中的深水炸弹，随时都有可能引爆。

第四，以德为先用人是造就高材精英之根本。但丁说过："道德常常能填补智慧的缺陷，而智慧却永远填补不了道德的缺陷。"人的核心竞争力是什么？是道德、健康和知识，而其中道德犹为重要，位居人的核心竞争力之首。道德，是一个人的行为准则，它决定人生的方向，方向一错，全盘皆输。职业道德不仅仅是从事某个职业的要求，也是为人处世的基本，是个体人格的体现。无私的团队精神、认真而忠于职守、谦虚大度而不乏热情等素养，不仅能让你在工作中如鱼得水、游刃有余，还会形成一种无穷的人格魅力，让人赞赏不已。

综上所述，德是才的根本，德者才必高，才者未必有德。因此，企业用人应当"以德为先”。

二、制药企业的社会道德

企业道德是道德的特殊形态，是一般社会道德在企业关系和企业行为中的特殊表现。美国伦理学家 J. P. 蒂罗（Jacqoes P. Thiroux）认为，企业道德就是“雇主、雇员、企业和消费者之间重大关系的确立和维持”。换言之，企业道德既包括企业内部关系，也包括企业与社会的外部关系。企业道德的内涵是：企业在生产经营活动过程中，协调、处理企业内外部关系的行为规范总和，它决定企业行为可接受与否的原则和标准。在实践活动中，企业借助社会舆论、传统习惯和整体信息来指导和约束企业，调整企业和各方面利益的关系。在这些过程中，企业道德逐步形成和发展。

企业在创造巨大物质财富、促进社会发展的同时，也带来了不少的问题。如社会资源的枯竭、严重的环境污染、安全事故、质量问题等。这些都引起了人们的疑虑和反思：企业存在的唯一价值，是否就是利润最大化？换言之，企业除了承担经济责任、创造利润外，对企业其他利益相关者，如员工、消费者、社区和环境等，是否应当承担相应的社会责任？

制药行业的特殊性，是由医药商品特殊的使用价值决定的，药品的特殊性主要有以下四点：①质量上的特殊性。药品是一种特殊的商品，药品质量高低直接关系到人类身体健康，关系到我国社会主义经济建设的成效、国防的巩固和民族的兴旺发达，它远不只是药品生产、经营企业行业范围的事情，还是关系到整个民族，乃至整个人类生长、繁衍和物质文明建设的大事。药品的使用价值集中表现在质量上，好药治病，劣药害人，效果截然不同。药品不能有杂质，输液类药品甚至不能有肉眼看不见的微粒，否则会危及用药人的生命和健康；即使是合格的药品，用药过量也会发生危险。②生产上的特殊性。医药生产技术复杂、环节多，对生产环境、卫生条件、操作技术有严格的规范和要求。③流通上的特殊性。药品从产品出厂到使用，有严格的期限，过期会部分或完全失去使用价值。④消费上的特殊性。药品的消费对象主要是患病者，使用原则是对症用药、因人用药。

药品的以上特殊性，决定了制药行业是人命关天、责任重大的神圣事业，并决定了该行业职业道德的鲜明个性和特殊要求，制药企业的社会道德概括为“提高药品质量，保证药品安全有效，实行社会主义人道主义，全心全意地为人民健康服务”。

质量第一，这是制药企业的生命线。为确保人民群众的用药安全，我们一定要严格按药品生产质量管理规范（GMP）规范管理和按标准操作规程（SOP）要求操作，确保产品零缺陷。药品是批量生产出来的，药品出厂时只能是抽检。如果一瓶输液发生了质量问题，只是某个批号的万分之一或百万分之一，是不能正好抽检到的，但对于使用这瓶输液的人来说则意味着 100%，甚至可能会因此丧失生命。因此，药品质量绝对不能靠检验，而是要靠生产各环节的员工自觉严把质量关。提高药品质量、保证药品安全有效，是维护人民身体健康的重要前提，也是医药事业的根本目的。生产、经营、使用都是提高医药质量、增进药品疗效、保障人民用药安全的重要环节。

药品是一个特殊的商品，其职能就是治病救人。只要是社会需要的、病人需要的，贵药、平药、新药、老药我们都做，而且都要做好，这就是我们制药业的职业道德。我们制造药品要急国家之所急，急社会之所急，我们不因利重而忽视产品质量，不因利微而忘记救死扶伤。

改革开放的二十多年，是我国医药事业腾飞的二十多年，新药层出不穷，老药焕发新春。尤其是进入21世纪，药品生产全面推行GMP管理，既有效地打击了假冒伪劣药品的生产和销售，也进一步规范了我们的职业道德。药品生产质量管理得到提高，同时也使我们职业道德修养提高，必将推动医药事业更向前发展。

三、企业员工的道德品质

人品是灵魂的深层体现，人品决定着工作的效果与成果。从现代企业管理的角度看，优秀的人品、高素质的团队，是激发团队竞争力的重要保证。因此，要想实现企业的持续发展，就必须下大力气提高员工的整体职业品德素养。而对员工自身来说，要想提高自己的职业竞争力，修炼出一个好品德是最重要的。人品决定了人在职业生涯中的方向与地位。人品就像火车的方向、路轨，而才能就像发动机，如果方向、路轨偏了，发动机的功率越大，造成的危害也就越大。一个人如果忽视了人品的塑造，过分地注重技巧、权谋和手段，即使这样的人“才高八斗”，也不会得到人们的赏识。

毫无疑问，任何一个企业、组织要增强竞争力和生命力，就必须注重对员工道德品质的培养，促使员工不断地克服自身弱点，走向成功。拿破仑·希尔（Napoleon Hill）曾说：“世界上最成功的人，都是在克服自己个性的某些弱点后，才开始走上成功之路的。”个人的成功，必将促进企业的成功；而企业的成功，也必将促使更多的人走向成功，最终实现双赢。企业对从业人员的道德品质要求有如下几点：

（一）人品为金，“德”是人才试金石

做人德为重，做事德为先；品德是人才素质考评的关键；优秀源自工作好品德；堂堂正正做人，踏踏实实做事；拥有好品德，工作更出色；莫要成为众人眼中的“烂苹果”。职业道德和人格力量不仅可以使其在团队中树立起威望和影响力，也让公司更愿意委以重任。“小胜在智，大胜靠德”，诚信建立信誉，谦虚使人精进；做诚信职业人，走健康职业路。诚信是需要长期维护和经营的，只有维护了自己的信誉，才能得到可持续的成功，以身作则才是别人对你建立信任的先决条件。

（二）坚守诚信，金牌品质不褪色

“言必信，行必果”，形象地表达了中华民族诚实守信的品质，也是人们从事商品交换和经济交往的纽带，是企业竞争力和优势的源泉，是一种资源与财富，也是医药人都应遵守的道德规范和行为准则。诚信，是永不褪色的金牌品质；诚信是一把衡量人品行的标尺；让信用为你的人生加分；每一份诚实都有回报；守住自己心灵诚信的契约；一份信任就是一次成功机会。

【实例5-1】《郁离子》中记载了一个因失信而丧生的故事。济阳有个商人，过河时船沉了，他抓住一根大麻杆大声呼救。有个渔夫闻声而至，商人急忙喊：“我是济阳最大的富翁，你若能救我，就给你100两金子。”被救上岸后，商人却翻脸不认账了，他只给了渔夫10两金子。渔夫责怪他不守信，出尔反尔。富翁说：“你一个打渔的，一生都挣不了几个钱，突然得十两金子还不满足吗?”渔夫只得怏怏而去。不料想，后来那富翁又一次在原地翻船了，有人欲救，那个曾被他骗过的渔夫说：“他就是那个说话不算数的人!”于是商人被淹死了。商人两次翻船而遇同一渔夫是偶然的，但商人的不得好报却是在意料之中的。一个人若不守

信，便会失去别人对他的信任。所以，一旦他处于困境，便没有人再愿意出手相救。失信于人者，一旦遭难，只有坐以待毙。

（三）牢记责任，坚守职业荣誉

工作就意味着要肩负责任：工作无小事，责任大如天；责任心是做好一切工作的保证；没有责任感，就等同于失职；顾全大局，积极维护集体荣誉；工作中不需要任何借口。

（四）忠诚无价，引领荣耀收获成功

忠诚是引领荣耀的职业美德；要做一名忠实的“船员”，公司的秘密，无可奉告。忠诚具有互利双赢的价值；把单位的事看成自己的事；工作不能这山望着那山高。

（五）实干为赢，积极主动更优秀

做到最好就能脱颖而出；每项任务都值得全力以赴；要善于解决工作中的问题；落实，就要不折不扣；成为不可替代的那个人；敬业会为你赢来尊敬与成功。

敬业是现代人的必备素质之一。与以往的时代相比，现代社会的分工更加精细，一个产品从设计，到生产、销售，再到消费，中间要经过无数道工序和环节，任何一个工序或环节出错都会造成难以弥补的损失。设计不当会影响产品的使用；生产不当会出现次品、废品，凝结在其中的财力和资源就会被浪费；销售中保存不当会影响产品质量的稳定性，总之，尽管任何一个环节只对最终产品付出部分劳动，但它们共同构成产品的整体质量，所以每一道环节都要求人们具有良好的敬业精神，从而保证产品的顺利生产和流通。

【实例 5-2】《庄子·养生主》讲了个“庖丁解牛”的故事。庖丁不仅迅速、快捷地解了牛，而且他在解牛过程中，动作出神入化，技术精湛绝伦。文惠王夸他好手艺，他却答道：“臣之所好者，道也，进乎技矣。”对庖丁而言，他早已由技入道，将解牛的职业劳动变成了艺术创造和生命享受，以至于他的解牛“莫不中音，合于桑林之舞，乃中经首之会”。

点评：一个人占据了某个职业岗位，他就会通过职业劳动体现出他的才智和性情。若他在个人生活中碌碌无为、得过且过，这尚且只是他个人的事（但也不会全部如此），但他要把这种行为方式和态度带到职业场所和职业劳动中，就是对社会、对他人的不恭和冒犯。因为职业劳动者的最起码的职业伦理要求就是胜任本职工作，要了解和掌握本职工作的基本性质、业务内容和工作技巧。一个优秀的职业劳动者当然不能止步于此，更不能因多年工作而自然获得的经验沾沾自喜，要更上一层楼，由会、熟，过渡到精通，最终达到绝佳、绝顶，成为本职工作的行家里手。

意识到所做的工作是社会分工系统的一个部分，并努力促成本职工作的效率，这样的职业工作者就有了明确的职业意识。所谓职业意识，就是对本职工作具有的社会意义的敬重，并接受自己因从事该工作具有的角色，实现认同，在工作中加以贯彻。每一个职业人员都应具备这样的职业意识，它构成了职业人员的基本素质，具体体现在对本职工作的兴趣和热爱，并进一步产生自觉的职业伦理的约束和对高尚职业伦理的追求。

（六）精诚合作，团队精神放光芒

没有完美的个人，只有完美的团队；团结拥有战无不胜的力量；你是团队中重要的一员；离开团队，你会陷入困境；有效沟通其实很重要；提升合作能力，收获职业成功。所谓团队精神，是指团队成员为了团队利益与目标而相互协作的作风，共同承担集体责任，齐心协力，汇聚在一起，形成一股强大的力量，成为一个强有力的集体。大家都知道“拔河”运动，它是一种最能体现团队精神的运动，每个人都必须付出100%的努力，心朝一处想、劲朝一处使，紧密配合、互相支撑，才能形成一股强大的力量，势不可当，战胜对方。

（七）感恩工作，让心灵纯净从容

满怀感恩去工作；心存感恩，知足惜福更快乐；感恩生活，珍惜工作；感恩，让我们的心灵更明净；以感恩的心对待工作；感恩让你的人生更丰盈。

感恩是一种处世哲学，是生活中的大智慧。人生在世，不可能一帆风顺，种种失败、无奈都需要我们勇敢地面对、旷达地处理。这时，是一味埋怨生活，从此变得消沉、萎靡不振？还是对生活满怀感恩，跌倒了再爬起来？英国作家萨克雷（Willam Makepeace Thackeray）说："生活就是一面镜子，你笑，它也笑；你哭，它也哭。"你感恩生活，生活将赐予你灿烂的阳光；你不感恩，只知一味地怨天尤人，最终可能一无所有！成功时，感恩的理由固然能找到许多；失败时，不感恩的借口却只需一个。殊不知，失败或不幸时更应该感恩生活。

一颗感恩的心，就是一粒和平的种子，因为感恩不是简单的报恩，它是一种责任、自立、自尊和追求一种阳光人生的精神境界！感恩是一种处世哲学，感恩是一种生活智慧，感恩更是学会做人，成就阳光人生的支点。从成长的角度来看，心理学家们普遍认同这样一个规律：心的改变，态度就跟着改变；态度的改变，习惯就跟着改变；习惯的改变，性格就跟着改变；性格的改变，人生就跟着改变，愿感恩的心改变我们的态度，愿诚恳的态度带动我们的习惯，愿良好的习惯升华我们的性格，愿健康的性格收获我们美丽的人生！

（八）端正心态，职业美德闪金光

好心态成就职场常青树；卓越源自"我是主人翁"；平凡任务孕育着非凡梦想；把简单小事做好就是不简单；万事都怕"用心"二字；永不言败追求到底的敬业精神。

未来学家汤马斯·佛里曼（Thomas Freidman）在《世界是平的》一书中预言道："21世纪的核心竞争力是态度。"他的这番言论告诉我们：积极的心态已经成为当今世界比黄金还要珍贵的最稀缺的资源，它是个人决胜于未来最为根本的心理资本，是纵横职场最核心的竞争力！很多的现代管理者越来越重视人才的心态素养。某跨国公司人力资源部总监认为："许多人都很有能力，但并不是所有有能力的人都能进入我们公司。因为除了能力，我们更看重一个人的'工作态度'如何，是不是拥有积极的心态，遇事能否主动想办法解决，而不是总说一些没用的话，动不动就这也不行那也不行。这种人不适合我们公司！"在职业生涯的第一步就要选择好自己的职业态度，将使你成为职场中的一棵常青树。相反，工作中偷懒、抱怨、投机取巧、麻木不仁，对领导分派的任务眼高手低、吹毛求疵、找借口推脱等消极被动的不良心态，都会影响员工个人未来的职业前途。

【实例5-3】某公司的一位员工虽然已经工作了近十年，但他总是抱着"我只是被雇来的，做多做少一个样"的心态来工作，工作上也从来没有什么出色的业绩，因此10年来他的薪水从不见涨。有一天，他终于忍不住向老板大诉苦水。老板对他说："你虽然在公司待了近10年，但你的工作经验却和只工作了1年的员工差不多，能力也只是新手的水平。"

点评：这名员工在他最宝贵的10年青春中，除了仅仅得到10年的薪水外，其他一无所获，这是一件多么令人遗憾的事情！由此看出，拥有一个良好的心态对于我们的工作甚至职业前景是多么重要。在工作中，如果时刻保持一种积极向上的心态，保持一种主动学习的精神，其实我们每个人都可以做得更好。如果我们不懂得珍惜自己的工作，从而懒惰怠慢、不求进取，那么我们在工作上注定会和那位“十年新手员工”有着相同的命运。

（九）重视细节，品德提升莫放松

认真：“差不多”意味着“差很多”；踏实：脚踏实地，尽职尽责干工作；主动：凡事主动，打造一流执行力；热情：在工作中拿出你的热情；节俭：精打细算才是好员工；戒贪：莫贪小利，公私分明是原则。

四、职业道德与效益的统一

职业道德共识的形成，需要社会各界的积极参与。社会主张什么、反对什么，对职业道德的形成具有很深的影响。职业道德在内容和形式上不是一成不变的，需要从实践中不断吸取丰富的养料。作为职业道德的第三方，社会对员工职业道德的评价的客观可信度较大。因此，社会与行业必须建立有效的道德监督机制和行业准入机制。道德监督机制需要社会各方的共同参与，对行业从业者的道德行为进行记录。而行业准入机制则在道德监督机制的基础上，依凭职业道德行为记录，对其进行奖惩。有效的监督机制和准入机制是一个行业走向职业化、抑制不道德行为发生的重要保证。

职业化在我国起步较晚，虽然各方都意识到了职业道德的重要性。但在现实中，仍将追求经济发展放在首要的地位，职业道德水平还很低。尽管如此，这也不意味着我们不需要职业道德，也不是说要等经济发展好了、有钱了才讲职业道德。温饱是人类生存的保证，不是道德产生的条件。企业在现实中的“假冒伪劣”行为、员工在工作中的“窃骗敲诈”行为都显示出构建企业道德与职业道德规范的紧迫性与危机感。

随着我国改革开放的深入开展，关注和挖掘市场需求、积极适应竞争已经成为指导各医药企业健康成长的至理名言，在激烈的市场竞争中，很多优秀的医药企业脱颖而出，营销业绩持续快速增长，成为行业的佼佼者。但是，也有一部分医药企业，为片面追逐最大化利润或者维持企业自身生存，置广大消费者的身心安全与社会利益于不顾，违背经商道德甚至涉险触犯国家法律。因此，重视职业道德与效益的统一，已成为理论界与企业界的重要议题之一。

在市场经济条件下，机遇对于每个人、每家企业未必是“阳光普照，见者有份”。这就有待于发挥主观能动性去创造机遇、捕捉机遇、增加机遇。而这种努力，很大程度上就在于职业道德建设。因为它既能产生“内聚力”，又能产生“外引力”。而这种“力”，联结着物质文明建设与精神文明建设，联结着社会效益与经济效益，联结着市场与企业。一句话，“道德良好，生意兴隆”。

（一）职业道德影响经济效益

职业道德与经济效益存在着相互转化的内在关系，就像企业能（人力资源）与量（效益增长）可以相互转换、有形资产与无形资产可以相互转化、两个文明建设可以相互促进一样，呈现着它的具体特征。职业道德影响企业经济效益时产生的表现特征有以下几方面：

第一，转化过程的间接性。从形式上讲，职业道德与经济效益联系不紧密，中间存在一系列环节，实现转化是一个过程。职业道德是通过企业全体员工在各自岗位上的精心操作和优质服务，转化为企业的整体形象，然后由企业形象及其核心——企业信誉，再进一步转化为企业的社会效益和经济效益。也就是说，职业道德影响经济效益一般是不能一步到位的，转化的过程是间接地转化的形式，是潜移默化的。

在市场经济条件下，不能满足社会需要的商品就不能实现其价值，生产者的获利是以满足社会需要为前提的。只有重视社会效益，才能取得良好的经济效益。因此，企业要努力塑造良好形象，扩大社会影响。企业职工道德建设的重要任务是以人为本，加强对职工的职业道德和科学文化的教育和技能培训，使之树立良好的职业道德和职业责任，成为严守纪律、技术娴熟的合格职工。每个职工是现代企业的细胞，是企业形象的主体。因此，一支好的职工队伍的形成，为一个好的企业形象奠定了坚实基础。对企业外部而言，企业职业道德建设旨在提高企业知名度，让外界了解企业的产品形象、服务形象、信誉形象、经营管理形象、职工形象、公关形象、发展形象等，随着企业知名度的提高，企业就能在市场竞争中取得巨大的经济效益。

职业道德良好能转化劳动生产率和产品质量的提高。职工释放劳动积极性，不仅能满负荷地生产和工作，而且有着高度的责任感，他们在生产上“精耕细作”，在经营上精打细算，在工作上精益求精，质量一丝不苟，安全一刻不忘，高效率完成任务，企业的经济效益也就随之涌流出来。仅以安全生产和产品质量而言，倘若能以高度责任感消除种种隐患，杜绝安全事故和质量事故，本身就能为企业增加可观的经济效益。

第二，发挥作用的显露性。这是职业道德影响经济效益的特殊形式。如同哲学中的质量互变规律一样，间接性是渐变，是由较长期的量的积累导致质变，一次违背职业道德的行为，一般不一定影响企业的经济效益，但时间一长，效果就可以很明显地显露出来，最终导致经济效益的丧失。真要践行职业道德并不容易，其会受到各种干扰，尤其是急功近利的干扰。“欣弗”事件、“齐二药”事件之所以发生，一个重要原因便是降低成本，以牟取更大利润。我们正从计划经济体制向社会主义市场经济体制转型。市场经济追求经济效益，以“利润最大化”为目标，对传统的价值观、人生观造成了极大冲击。这是职业道德面临某种危机的根源，也是需要认真抓职业道德的主要理由。

第三，产生影响的长期性。从人类社会文明进步的理性高度审视企业的发展过程，就会看到企业的发展不是单纯的经济技术的发展，而是经济技术与精神文明相结合的全面发展，职业道德作为精神文明建设的重要组成部分，它能够帮助人们科学准确地认识把握企业的本质特征，自觉地坚持用精神文明来统率、指导物质文明的发展。企业的经济活动是连续进行的，职业道德也连续不断的，它对经济效益产生的作用是持续和长期的。要想让企业长久地保持良好的经济效益，就要坚持不懈地抓好职业道德建设。

第四，造成印象的整体性。在一个社会，不论是行政机构，还是企业事业单位，它的员工都是以本单位的的名义出现在公众面前，他们代表了本单位的形象，呈现着印象的整体性。因而，为了企业的整体利益，必须狠抓职业道德建设，这样才能树立良好的企业形象，也才能保证企业连续不断地获得良好的经济效益。

（二）医药行业职业道德建设存在的问题

随着改革深化和市场经济的发展，国家颁发一系列法律法规，以净化医药市场，规范医药企业和医药企业家的职业道德。但是，我们应该清醒地认识到，医药企业和医药企业家在职业道德建设方面仍存在不足之处。其主要表现在：职业道德教育重视不够；少数企业质量意识不强，有的弄虚作假；一些企业过分强调经济效益，忽视社会效益；环保意识亟待加强。

（三）职业道德与效益的统一——加强医药企业职业道德建设

加强医药行业职业道德建设，应当正确对待“义与利”“长与短”“德与法”三方面的关系，全面落实社会主义荣辱观，建设与恢复医药行业健康、和谐、科学、亲切的阳光形象。

1. 义与利

孔子曰：“君子爱财，取之有道。”企业追逐利润本无可厚非，但如果“取之无道”，就会陷入危险境地。现实意义上的道义，就是社会主义荣辱观，就是各项法规政策，不讲道义，“利”就变成了蝇头小利，最终损人害己。

构建规范诚信、堂堂正正的营销文化才是正道。那些坚持“做药先做人，让利在明处”的营销原则，摒弃带金销售，注重学术推广和诚信服务的企业，将在激烈的市场竞争中立于不败之地。

2. 长与短

“长与短”，指企业的长远利益与短期行为。很多人认为，加强质量管理、严格操作程序，会增大企业的成本，使企业在市场竞争中处在不利地位。殊不知，质量事故、安全事故往往给企业带来灭顶之灾。或许还有企业抱有侥幸心理，认为只要足够缜密，就不会败露，这显然是自欺欺人，“若要人不知，除非己莫为”，这种杀鸡取卵式的短期行为必然给企业带来严重后果。

质量和成本其实是矛盾的对立统一体。没有质量，就没有市场，就没有规模产量，就难以降低成本，更没有市场竞争力；而只重视质量，不顾成本，也没有市场竞争力。保证质量，降低成本，都是企业发展的必然要求，缺一不可。精细化的管理思路、循环经济的发展模式才是企业求生存求发展的长远之道。

3. 德与法

法律与道德犹如车之两轮、鸟之两翼不可分离。道德与法律是人类调节社会关系的两种手段，法无德之广，德无法之严。人类的法律发展史告诉我们：从法律的产生到法治的实现，就是一个道德法律化和法律道德化交互演进的过程。道德法律化强调人类的道德理念铸化为法律，即善法之形成过程；法律道德化强调法律内化为人们的品质、道德。因此，强化企业的职业道德建设，必须和外在法治环境相结合，相辅相成，互相促进。以道德意识的共识与强化促进法律的完善与发展，法律的约束与惩戒又鼓励了职业道德的伸张和对不法行为的遏制力。法治对非道德行为的打击不力，会使人们“守法有道”的主观能动性降低，法而不法，群起效尤，从而使道德坍塌，社会秩序陷入混乱，最终是多败俱伤；而没有了道德的辅佐，法律又显得狭隘、生硬与成本高昂，况且法律作用于事后惩戒，而道德则是事前预防，因此二者互为唇齿，不可替代。

另外，在这里我们讲的法治，不光是指法律的作用，还包括经济体制的运作方式与国家宏观政策的调控。正如前面所述，医药行业对国计民生有着重大的影响，对于它的改革、改制、监管，应当考虑到行业的特殊性，以实事求是、与时俱进的态度科学决策，从而保护行业的健康发展，保证人民群众的用药安全，促进社会的和谐与进步繁荣。

第二节 制药从业人员职业道德的范畴

药学职业道德，是一般社会道德在医药领域中的特殊表现，是从事药学科研、生产、经营、使用、教育和管理等的医药工作者的职业道德。由于药学工作直接关系着人民的健康和患者的安危，关系着千家万户的悲欢离合，因此药学工作人员的服务质量与患者的健康和生命息息相关。

药学职业道德范畴要求制药从业人员应当站在国家和社会主义建设的历史高度，为社会主义现代化建设事业服务。药学工作人员在具体的药学实践过程中要真正做到全心全意为人民的健康服务，把义务、良心、荣誉、责任、情感等作为社会主义药德的基本范畴。义务道德表现在对被服务人员的社会主义务的正确理解并努力实践中。良心则是药学人员在履行药德义务过程中所形成的药德责任感和自我约束意识。荣誉是自觉地履行药德义务而得到被服务者的肯定评价，良心上得到的满足。责任体现了药学人员认真执行各项法规对患者严肃负责的道义感。情感反映出药学人员为患者服条时表现出的真诚爱心与温暖。

一、义务

所谓义务，广义上讲是指作为社会成员对他人、对社会应该履行的法律以及道德的职责。社会主义药德义务即人民对药学人员的要求。道德义务是人们在道义上应尽的责任，即在人们内心信念的驱使下，自觉地履行对社会、对他人的责任。因此，药学人员对病人服务不是对病人的恩赐和施舍，而完全是应尽的道德义务，更不能要求病人给药学人员什么回报。我国药学前辈从来就有着为民尽义务的崇高药德：“施行业仁术以尽慈善之义务，依照药典以重病民生命。”他们一贯用善、恶、义、利的训诫，约束自己的行为举止，“非义之利勿取，养成规矩的态度，非礼之心勿存，养成正当的行为”。

我们应该继承和发扬前辈的这些崇高药德，全心全意为人民健康服务，这是药学人员的根本的道德义务。这种道德义务要求我们在药学工作中，为了维护公众健康，药学工作人员一方面必须努力发展药品生产，增加品种，满足公众对身体健康的需要；另一方面要提高药品质量，保证用药安全有效。药学工作人员虽然不同于医师，但是也要与患者直接打交道。药学工作是实现医疗救死扶伤的重要组成部分，是医疗活动的重要基础。对患者要视若亲人，极度负责，要严肃认真、一丝不苟，要仔细审查和调配处方，严格遵守操作规程。

同时，制药企业必须承担低碳环保义务。在生产出治病救人的药物时，制药行业对环境的污染也同时产生，排污与制药业的发展始终如影随形。也正因为这一点，我国制药行业的“三废”治理工作从来就没有停止过。

制药工业一直被认为是中国六大污染行业之一，其中耗能、污染高的原料药产业仍在高速扩张。制药业必须在药品产销的每个环节中都做到“节能低碳、安全环保”，实现低碳化管理，承担应尽的职责和义务。这是全球安全卫生环境保护管理亚太区总裁翁福宜发出的呼吁。他指出：实施“药品生命周期低碳化管理”包括研发、生产、分销、使用和回收各个环节。在化合物筛选阶段，应选取更易降解的化学结构；工艺设计尽量缩短合成步骤，生产全过程尽可能减少对环境有危害的化学品使用。此外，简化药品外包装也能有效节能环保。翁福宜透露，由于采取可回收、易降解的药品外包装，有的企业已成功减少了废物填埋量与能源消耗。

二、良心

（一）良心的概念

“良心”（conscience）是一个古老的伦理概念。《孟子》中将恻隐、羞恶、恭敬、是非之心称为良心，主张人应当注意找回被流放的良心。朱熹则将良心视为宰制人心的“道心”。英文中的“conscience”来源于拉丁文的“conscire”，意即“知道”。以后知行合一，就有了按良心办事的意思。在弗洛伊德的心理学中，良心就是“超我”制约“自我”的人格命令的一部分。

道德意义上的良心是一种道德心理现象，是主体对自身道德责任和道德义务的一种自觉意识和情感体验，以及以此为基础而形成的对道德自我、道德活动进行评价与调控的心理机制。要对良心范畴有正确理解，需要对良心的成分、性质等有正确的认识。

（二）良心的结构

从心理结构上说，良心主要有三种构成成分，即认知、情感、意向。

1. 良心的认知成分

良心，首先是一种对于道德责任和道德义务的认知。一个“有良心”的人，实际上就是一个对自己应当做什么和不应当做什么，有理性和明确的自我觉悟的人。马克思说：“理性把我们的良心牢附在它的身上。”良心也只有凭借对道德责任和义务的内化的认知，才能对人的行为作出评价和调控。

2. 良心的情感成分

良心，还表现为一种情感的体验。从某种意义上可以说，良心主要是一种情感体验。我们知道，良心的自我评价和调控之所以有效，在作用方式上讲，就是因为它凭借的主要是情感武器。当主体选择一种合乎良心的行为时，主体会获得一种欣慰、自豪和愉快的积极的心理愉悦感受；相反，当他的行动违背自己的良心时，则会产生一种不安、自责、愧疚的消极的情感体验。同理，当主体遇到一种合乎人性和道德的事情时，他会发自内心地予以赞许、敬佩和羡慕等；相反，则会产生鄙夷、轻蔑和厌恶的情感。积极和消极的情感体验是良心的重要组成部分。正是由于良心的情感作用机制的作用，良心才能成为道德秩序的保证。

3. 良心的意向成分

意向是良心的认知和情感的自然延伸。有了一定的道德责任的认知和情感，就必然会对行为起心理的动机引导作用，更进一步还会产生一定要如此的意志力。许多人正是凭借着这种所谓的“天理良心”去克服艰难险阻、努力践行道德的。不过，良心结构中的“意”，首先是“意向”的“意”，其次才是“意志”的“意”。这是因为许多情况下，良心只表现意向而不表现为意志，或者只有意向而没有意志的参与。而且，良心所具有的意志成分具有较大的自由特性，与那些由纯粹外力产生的强制性的意志力，有明显的感受上的差异。

（三）药德良心

药学工作人员的药学职业道德良心，指药学工作人员在处理与患者、服务对象及社会的关系时，对自己的职业行为具有的道德责任感和自我评价能力。药学工作人员应当时刻以职业良心来约束自己，形成强烈的道德责任感和义务感。良心是道德意识、道德情感、道德意志、道德信念相互作用和相互融合的结果。

（1）药德良心是药德信念的深化，是药学人员在履行药德义务过程中形成的一种内心深处的自觉意识。即药德良心是外部的药德义务要求转化为药学人员内心药德要求和个人品德的结果，它比药德义务具有更深一层的内心要求，是药学工作者内心深处的药德“立法”。药学人员凭借这种药德良心，在没有任何外在压力、监督和社会舆论的情况下，都能自觉地履行药德的义务。

（2）药德良心首先表现为尽职，尽职不是一种觉悟，而是人的品质。尽职是一种平等交换。尽职的核心是强烈的责任感，它不是我可以这样做，而是我应该这样做，我必须这样做。

医药企业应该为顾客提供疗效确切、作用明显、质量稳定的优质良药。在生产经营中，医药企业除了严格遵守有关规定外，还有很多因素会影响产品的质量，如管理不善或由于某些不当行为，可能会使药品在患者使用时功效已大打折扣。因此，加强企业管理，严把药品质量关，生产“良心药”，是医药企业的基本伦理要求。

目前，由于主体、客体及宏观社会因素三方面的相互作用，导致伪科学在医药领域的盛行。要解决这一问题，必须弘扬社会主义的义利观。价值观念的错位是导致当前医药领域伪科学盛行的重要因素，而造成价值观念错位原因，一方面是由于市场经济自身的弱点和消极作用，另一方面则是由于政治思想教育抓而不紧，致使一部分人见利忘义、唯利是图，产生了资产阶级的功利观。在社会主义市场经济条件下，国家鼓励公民发财致富，但是必须取之有道，合理合法，必须把国家和人民的利益放在首位，不能出售假药、做巫行骗等达到自己致富的目的，这是社会主义义利观的基本要求。

（四）做良心药，做放心药

在医药行业，市场的主体应该具体到人——用药的患者才是真正的市场实践者，所以，制药人和用药人之间应建立起一种感情，一种超越“赢利”这一纯粹销售概念之外的感情，一种发内企业领导乃至每个药业员工的推己及人的感情。这种感情是朴素的，也是制药人员最应该具备的。

作为中国药品生产行业领头羊的某药业，有一套方法很值得思考——他们企业内部，从老总到一线员工，人人在学习、反省一个生产技术之外的话题，那就是“良心药、放心药”，他们提出的换位思考，就是让每个人亲身感受对药品安全的需要、对自己和亲人的重要性，从而也就感受到了做药人的责任。也就是说，制药的安全意识在“良心教育”的影响下，不再是一个企业领导人的个体认识，而是得到了全体员工集体重视——这也应该是这个民营药企十年之间发展为医药行业一个“良心品牌”的原因。

三、荣誉

所谓荣誉，就是药学人员从药德良心出发，自觉地履行了药德义务，而得到的社会赞扬与肯定，并且从自我意识中产生个人道德情感的满足与欣慰；与此相反的就是耻辱。

社会主义药德荣誉观是以救死扶伤，实行革命人道主义，全心全意为人民服务为基础，为社会主义四化建设，为保护人民的身心健康努力工作，为发展药学事业作贡献看作最大的荣誉。其具体表现为：

第一，正确的强烈的社会主义药德荣誉观，是药学人员全心全意为病人服务、钻研业务、作好本职工作的强大源泉和动力。缺乏荣辱观念，不求有功，但求无过，工作上得过且过，当一天和尚撞一天钟，对待病人冷淡，也是缺乏药德的一种表现。

第二，具有荣誉感的人工作都是认认真真、兢兢业业，从不懈怠马虎，这是他们崇高职业道德在工作上的反映。

第三，具有社会主义荣誉感总是以作贡献、争取荣誉来勉励自己，而一旦获得荣誉，却又先人后己，把荣誉让给别人。而有个人主义虚荣心的人总是寸誉必争、高傲自大、诋毁别人，这些都是不道德的。

【实例 5-4】 1969 年 1 月 21 日，中医研究院任命在科学研究上已经崭露头角的北大生物药学专业毕业生屠呦呦为科研组长，参加“5. 23”项目。造化弄人，也许连屠呦呦自己都没有想到，这样一项任命，最终成就了她作为青蒿素第一发明人的盛誉，也成就了新中国在中药研究领域的历史性突破，当然，更成就了成千上万需要青蒿素治疗的严重疟疾患者。

在此之前，国内其他的科研机构已筛选了 4 万多种抗疟疾的化合物和中草药，未能有令人满意的发现。屠呦呦决定，首先系统地整理历代医籍。她还四处走访老中医，就连单位的群众来信也仔细地翻阅了一遍。由此，她专门整理出了一本《抗疟单验方集》，包含 640 多种草药，其中就有后来提炼出青蒿素的青蒿。不过，在第一轮的药物筛选和实验中，青蒿提取物对疟疾的抑制率只有 68%，还不及胡椒的效果好。在其他科研单位汇集到“5·23”办公室的资料里，青蒿的效果也不是最好的。在第二轮的药物筛选和实验中，青蒿的抗疟效果甚至只有 12%。因此，在相当长的一段时间里，青蒿并没有引起大家的重视。

青蒿在中国民间又称作臭蒿和苦蒿，属菊科一年生草本植物，在中国南北方都很常见。古代多部中医药著作都有关于青蒿可以治疗疟疾的记载，很多地方老百姓的土药方也都用青蒿来对抗疟疾，并且收效显著。

为什么在实验室里青蒿的提取物不能很有效地抑制疟疾呢？是提取方法有问题？还是做实验的老鼠有问题？屠呦呦心有不甘，她重新把古代文献搬了出来，一本一本地细细翻查。有一天，东晋葛洪《肘后备急方·治寒热诸疟方》中的几句话吸引住了屠呦呦的目光：“青蒿一握，以水二升渍，绞取汁，尽服之。”为什么这和中药常用的高温煎熬法不同？原来古人用的是青蒿鲜汁！“温度！这两者的差别是温度！很有可能在高温的情况下，青蒿的有效成分就被破坏掉了。如此说来，以前进行实验的方法都错了。”屠呦呦立即改用沸点较低的乙醚进行实验，她在 60℃下制取青蒿提取物。在实验室里，她观察到青蒿提取物对疟原虫的抑制率达到了 100%！后来，对于疟原虫有着良好抑制作用的青蒿提取物结晶就被命名为“青蒿素”，并且很快通过临床验证，对于奎宁容易产生抗药的恶性疟疾等有着良好的治疗效果。

在青蒿素的研制过程中，全体科研人员体现出不分彼此、互不设防、互通信息、互通有无、互相帮助、分工合作，“看事业重如山，视名利淡如水”的集体主义精神，所以说，青蒿素的研制成功是社会主义大协作的结晶。作为一个历史悠久的泱泱大国，我们用中医药宝库里的丰富知识和实践，为人类健康和保健事业作出了不朽的贡献，这是应该永远引以为豪的。

四、责任

“责任”在伦理学中与义务、职责、使命等是同义词。责任是指一定社会或阶级在一定的社会条件下，对个人确定的任务及活动方式的有意识的表达或规定个人应尽的义务。药学职业道德的责任是指药学工作人员对患者、对他人、对社会应尽的义务以及对这种义务的认识。道德责任不能以享受某种权利和某种报偿为前提，而是人们自觉自愿履行的、不求回报的特殊责任。

药品本身是一把双刃剑，治病救人的同时也威胁着用药者。它存在于研发、生产、流通和使用每一个环节，受各环节和涉药主体的影响。因此，药品的安全隐患也应当来源于内在的隐患和外在的隐患两个方面。为了保障药品安全，加强药品监督管理，必须正确分析药品安全事件是如何导致的、药品安全隐患的来源是什么。药品安全隐患的来源归结为四方面，分别是药品不良反应、药品缺陷、质量问题和不合理用药情况。药学工作者有责任针对药品安全隐患，提供安全有效的药品，为患者服务。

药品不良反应的产生既可能是由于医师或患者不合理用药引起的，也可能是由于人类尚未发现的药品内在缺陷造成的，还可能是因为患者具有特异体质而引发的。在这些不良反应中，有些是常见和可预知的，有些则是罕见且无法预见的。常见和可预知的药物不良反应，依照规定应被记载于药品说明书中，而医师、药师用药时也负有向患者说明的义务。

药品缺陷是指在规模生产中制造的已经进入市场的药品存在缺陷，并且该缺陷对公共安全或公共利益构成威胁。药品缺陷在本质上是一种特殊的药品不良反应。这种缺陷是符合国家药品标准规定的合格药品所存在的缺陷，与假药劣药有着本质的区别。药品不良反应是在不存在任何人为过错的情况下，因合格药品存在不可预见和不可避免的的特殊缺陷所引起的不良后果。

药品缺陷，从外延上分为设计缺陷和指示缺陷。药品的设计缺陷是指药品依其设计制造，而有当时未预期的本质上的不安全，有致生损害的可能。这里的充分资讯，包括向消费者说明如何使用该药品以及不当使用的危险或药物潜在危险的必要警告，说明、警告的文字需显眼、突出，以书面为原则。任何药品如果欠缺上述指示或指示有误，均为指示缺陷。

药品质量关系到病人的安危。符合质量标准要求，才能保证疗效，所以进入流通渠道的药品，只允许有合格品，而不能像其他商品一样分为一级品、二级品、等外品和次品。

市场经济环境下，药品生产企业通常以利润最大化作为目标，从而导致市场上出现了拜金主义的不良倾向；为了赚钱，可以抛弃诚信，不讲良知，采取各种不正当的手段，甚至违法乱纪，有的医药企业在知道产品有缺陷的情况下还向市场出售。重大的医药生产企业生产劣药、假药案为我们一次次敲响了警钟，提醒了我们在药品生产过程中存在着不安全的因素。2006 年 7 月，安徽华源生物药业有限公司在生产“欣弗”过程中违反规定，未按批准的工艺参数灭菌，影响了瓶装注射剂的灭菌效果，结果造成多人死亡，给公众健康和生命安全造成了严重威胁，这是一起典型的由于药品缺陷对患者造成伤害的事件。而该药品缺陷正是由于药品生产企业一味追求利润最大化，擅自将消毒时间缩短而造成的。在这个案例中，药品生产企业只考虑自身的局部经济利益，而忽视大多数公众的合法利益，他们忽略了自己在整个医药服务行业的根本宗旨，服务的神圣责任：生产合格安全有效的药品，为广大患者解除病痛。最终，这些行为是必须向公众负责的，必须面对公众的质疑。

另外，药品储存有严格的时限期，过期药的药效改变，不得再用。失效的药品不仅其有效成分低于90%，分解后的成分还可能产生毒性物质。这一特性是大多数商品所不具备的。现实生活中，某些不法药品回收商往往把应到期报废的药品，修改日期后继续出售，这些违法行为严重威胁着人民群众的身体健康和生命安全。

不合理用药情况主要包括自我医疗个人的不良用药习惯，以及用药观念和临床不合理用药两方面。关于不合理用药，药师在努力做好处方审核及调配工作的同时，还应当积极参与临床药学实践，按照药学服务的理念，配合医师合理用药，共同对患者的用药治疗结果负责。其主要工作应该包括：①注意观察病情，防止差错事故的发生，并及时检查出医师的错误处方，最大限度地减少因用错药物而对患者造成的损害；②注意检查复方制剂的有效成分，避免重复用药；③注意药物的相互作用及配伍禁忌，确保合理应用药物；④注意药物的性能特点，当好用药参谋；⑤注意治疗一种疾病的药物对另一种疾病产生不良影响的情况；⑥向患者详细交待用药时间、用药方法和用药禁忌，解释用药后可能出现的正常反应，避免患者出现不必要的疑虑。

【实例 5-5】 常见调剂差错类型如下。①电子处方差错，这类错误为药品名称、用法、用量错误。主要是医师录入的差错，但药师如果认真仔细审核处方，大多能够发现。如复方丹参片 3 片，3 次/日，错录为 3 瓶，3 次/日，阿莫西林错录为阿米替林，口服药错录为静滴等。②药品名称相似造成的差错，如逍遥丸与消渴丸，辛伐他汀与洛汀新等。③药品数量差错，多由于药师粗心，将数量看错或经验式发药将包装单位搞错。④同一厂家生产的外包装相似的药品容易混淆，如倍他乐克与博利康尼（阿斯利康公司），清开灵注射液与黄芪注射液（神威药业）等。⑤剂量、使用频次交代错误，如利福喷丁医嘱 0.3g 隔日一次，交代为 0.3g，1 次/日。⑥药品名称相同而剂型不同，调配时容易发生错误，如鱼肝油胶丸与鱼肝油滴剂、达克宁栓与达克宁乳膏等。⑦张冠李戴，他人药品误发给患者，主要是由于药师发药时未仔细核对患者姓名而造成的。

点评：调剂差错（药师因素）往往集中在少数人身上，这与药师自身素质有关。主要反映在：①药师专业基础知识不扎实，不熟悉药房的药品；②没有良好的工作习惯和责任心，工作马虎；③不能严格遵守调剂操作规程，没有做到“四查十对”，凭印象发药；④由于睡眠不足、身体状况、视力及心情欠佳等因素导致精力不集中、情绪不稳定；⑤取药高峰时，由于患者多、压力大，容易产生从速心理而忽略核对；⑥取药人少时，药师闲聊，容易忘记核对。

药师的职业道德直接影响调剂工作质量。只有具有良好的职业道德，才能树立全心全意为患者服务的思想，才能拥有高度的责任心。因此，必须加强药师职业道德、职业责任、职业纪律教育，让药师充分认识到调剂工作的重要性。

五、情感

这是由职业特点发出对药学人员提出的特殊和重要的药德要求。对人民满腔热忱，全心全意为人民服务，这是崇高道德的最高表现，也是药德各项规范的宗旨。它要求我们真正把病人的利益放在首位，待病人如亲人，急病人之所急，痛病人之所痛，对病人充满同情、爱护之心，百问不厌，细致入微，满腔热忱地为病人服务。这种情感不是虚情假意，或为某种个人和利益所驱使做出一时的表现。有着高尚社会主义药德的人应能真正做到“老吾老以及人之老，幼吾幼以及人之幼”。

六、职业理想

理想从其内容和层次上看是一个纵横交织的多层次结构：在内容上，理想分为社会理想和个人理想，在社会理想中分为共同理想和最高理想，在个人理想中又包含着生活理想、职业理想和道德理想。理想在层次上分为最高理想和共同理想。可见，职业理想是社会关系的反映。理想结构中的重要组成部分，它具体分为专业理想和成才理想。它是职业道德的反映，同时又受社会理想的指导和支配。

医药道德的重要范畴之一是职业理想，它同样包括医药职业道德理想。其中具体要求有如下内容：一是医药人员对自己从事的职业所要取得的成就目标的追求，它表现为医药人员渴望通过医药实践活动实现自己理想和抱负的心理和意识，以及由此为动力产生的对医药事业的无限热爱和献身精神；二是医药人员对自己应达到的道德境界和道德理想人格的目标追求，它是医药人员渴望追求的一种最能体现医药道德原则和规范的理想的医药道德关系和医药职业道德的风貌。一个人一旦树立了崇高的职业理想，就明确了前进的方向，有了奋斗目标和动力，并能在遇到困难和挫折时，百折不挠、奋力进取，在职业实践中为实现自己的职业理想，脚踏实地，无私奉献。可见，医药职业理想是医药人员的精神支柱和行为动力。

思考题：

（1）简述制药企业有哪些社会道德。

（2）在当今市场经济发展下，结合案例，简述职业道德如何与经济效益达到统一。

（3）根据企业员工所需的道德品质，结合自身，谈谈如何在道德品质方面提高自身的修养。

（4）简述制药从业人员职业道德范畴的内容。

第六章　制药从业人员伦理行为

第一节　医药科研与新药研发的道德

一、医药科研的基本道德要求与素养

（一）以人为本

指经济社会发展过程中，以实现人的全面发展为目标，把人民的利益作为一切工作的出发点和落脚点，不断满足人民群众的多方面需求，切实保障其经济、政治和文化权益，让发展的成果惠及全体人民，是科学发展观的本质和核心。

（二）科学家精神

科学家精神是胸怀祖国、服务人民的爱国精神，勇攀高峰、敢为人先的创新精神，追求真理、严谨治学的求实精神，淡泊名利、潜心研究的奉献精神，集智攻关、团结协作的协同精神，甘为人梯、奖掖后学的育人精神。科学严谨、实事求是在药学科研中，忠于客观事实，坚持实事求是的科学态度是每个研究者必备的思想品质之一。科学家精神具体包括：选题时认真做好可行性论证，量力而行；严格地按照科研设计要求，踏踏实实地完成全部研究计划；全面地观察事实，如实地记录科研数据和实验结果；敢于修正错误，坚持真理。

（三）团结协作

团结协作、尊重同仁是科学技术发展的产物，也是科研活动方式和科学发展的客观要求。多学科、多部门以及众多研究者之间的联合也为许多疑难问题的解决开辟了广阔的前景。但是，随之而来的诸多关系，如合作者之间的合理分工、人际关系的处理、科研成果的享受与功利分配等，也向参加合作的科研人员提出了新的要求。药学科研合作中，应遵循平等、互利、自愿的原则，集体主义原则，贡献与分配相统一的原则。同时，尊重前人或他人在与自己同一研究领域中所付出的劳动和所获得的成果，不窃为已有；耐心听取、虚心接受别人对自己科研成果的批评，认真从中汲取对自己有益的东西。

（四）奉献精神

忠诚事业、献身药学是药学科研道德最基本的要求，也是从事药学研究的人们在长期的认识、探索过程中形成的一种良好的动机。一般情况下，它体现的是药学工作者对药学事业的执着追求和不畏艰难、拼搏奋斗的高贵品质，体现了药学工作者为了事业甘愿牺牲个人利益的崇高思想境界。

（五）创新精神

创新精神是指要具有能够综合运用已有的知识、信息、技能和方法，提出新方法、新观

点的思维能力和进行发明创造、改革、革新的意志、信心、勇气和智慧。创新是指，以现有的思维模式提出有别于常规或常人思路的见解为导向，利用现有的知识和物质，在特定的环境中，本着理想化需要或为满足社会需求，而改进或创造新的事物（包括产品、方法、元素、路径、环境），并能获得一定有益效果的行为。创新精神是一个国家和民族发展的不竭动力，也是一个现代人应该具备的素质。创新精神属于科学精神和科学思想范畴，是进行创新活动必须具备的一些心理特征，包括创新意识、创新兴趣、创新胆量、创新决心，以及相关的思维活动。

创新精神是一种勇于抛弃旧思想、旧事物，创立新思想、新事物的精神。例如，不满足已有认识（掌握的事实、建立的理论、总结的方法），不断追求新知；不满足现有的生活生产方式、方法、工具、材料、物品，根据实际需要或新的情况，不断进行改革和革新；不墨守成规（包括规则、方法、理论、说法、习惯），敢于打破原有框架，探索新的规律，新的方法；不迷信书本、权威，敢于根据事实和自己的思考，向权威提出质疑；不盲目效仿别人（想法、说法、做法），不人云亦云，唯书唯上，坚持独立思考，说自己的话，走自己的路；不喜欢一般化，追求新颖、独特、异想天开、与众不同；不僵化、呆板，灵活地应用已有知识和能力解决问题……都是创新精神的具体表现。

二、人体试验的道德要求

据 1974 年 7 月 12 日，美国国家科研法案（公共法则 93348）立法，由此，成立了保护参加生物医学和行为学研究人体实验对象的全国委员会。委员会的主要任务之一就是，为涉及人体实验对象的生物医学和行为学研究确定基本的道德原则、制定方针以及监督有关科研按这些原则进行。在执行以上任务的同时，委员会还需考虑：生物医学和行为学研究与所认可的常规行医之间的分界；对危险及利益标准的评估在决定涉及人体实验对象科研的适当性中所起的作用；选择参与科研的人体实验对象的准则；在各种情况下知情同意的性质和定义。

科学研究对社会进步、社会文明非常有益，同时也是标志着一个社会、国家的科学技术水平领先世界的程度，但在进行科研攻关的同时，也引起了一些颇有争议的道德伦理问题。比如，第二次世界大战期间所作的生物医学实验中出现的虐待人体实验对象，此事的披露，引起了公众对这些问题的注意。在纽伦堡审判战犯期间起草的纽伦堡法则，是用来衡量在集中营战俘身上做生物医学实验的医生和科学家的标准。后来出台的很多相关医药学法则，都是以纽伦堡法则为模板，以保证在今后的科研实践中涉及人体实验的医药学上的道德性。

人体试验的道德要求可概括为两个原则或总体看法，这两个原则涉及广泛，是概括性的阐述，应能帮助科学家、人体实验对象、评审员及感兴趣的公众理解关于涉及人体科研中道德伦理方面的问题。这些原则不总能解决某一具体道德问题，但它的目的是为解决由涉及人体试验的科学研究引起的道德伦理问题提供一个概况与指导。

第一个原则指行医与科研的联系与区分。区分生物医学和行为学研究与常规认可的行医是很重要的，这样才能决定应评审哪些行为，以保护科研对象。科研和行医的严格分界线是模糊的，有时二者能同时发生（如评价治疗的科研），有时二者不同步发生时，如果没有仔细对“实验”和“科研”下定义，显然，那些明显偏离常规的行医常被称作“实验”。

“行医”大多指为增进病人或顾客健康而采取有一定成功希望的措施。行医的目的是为个人提供诊断、预防性治疗及治疗。相反，“科研”指的是为测试一种假设而采取的行动，以便获得结论以发展或增长概括性的知识（如理论、原则、对关系的陈述）。科研一般有一个方案，包括目标以及到达目标所需的步骤。

当一个医生如果偏离正规行医准则，创新本身并不构成科研。一个新的，没被测试过或不同的“实验”操作并不自然归属于科研。然而，全新的操作应在早期就作为正式科研的目标，以便确定它们是否具备安全性及有效性。因此，要求把主要的创新并入正式的科研课题是医疗行医委员会的职责。

当科研是用来评价一种治疗的安全性和有效性时，科研和行医可同时进行。至于这一行动是否需要评审不应造成混淆；总的原则是，如果行动中有任何科研的成分，那么这一行动将受评审，以保护人体对象。

第二个原则指的是那些总体看法，即对许多特殊道德规则和人的行为评价的基本观点。在被我们文化传统广泛接受的原则中，有三个原则与涉及人体对象的科研特别有关，即尊重个人、善行及公平平等的原则。

（一）尊重个人

尊重个人包含至少两条道德信条：第一，个人享有自治权；第二，保护丧失自治力的人。尊重个人的原则因此分成两个要求：承认自治权及保护丧失自治力的个人。

一个有自治力的人，能够熟思个人目标并朝这一目标而努力。尊重自治权是尊重有自治力的个人的意见和选择。只要他没对别人造成危害，就不能妨碍他的行动。对有自治力的个人的不尊重指的是否定个人熟思后的看法，剥夺他按这些想法去做的自由，以及毫无理由地扣留对他做决定有用的信息。

然而，不是所有人都能自决。一个人的自决能力随其成长而成熟，有些人由于疾病、精神残疾或自由非常受限制的处境而全部或部分丧失这一能力。尊重不成熟和没能力的人，需要在他们还没成熟或被剥夺能力时，对他们进行保护。

有些人需要多方面的保护，甚至可能不让他们参加对他们有害的活动；有些人除了确保他们能自由地参加活动并让他们了解可能发生的意外，几乎不需要什么其他的保护。提供保护的程度应取决于伤害的概率以及好处的可能性。应定期重审有关某人是否丧失自治力的鉴定，随不同场合而变。

（二）善行

对待他人是否道德，不仅在于尊重他的决定及保护他免遭伤害，还在于尽力确保他的健康。这种做法归类于善行原则。“善行”指的是超出义务的仁慈或博爱的行为。这份报告里提到善行时的语气是强硬的，它代表义务。这两条规则是对善行行为的补充表达：一是不伤害；二是尽量增加可能的好处，减少潜在的害处。

《希波克拉底誓言》中的“不伤害”，长期以来一直是医疗道德的基本原则。克劳德·伯纳德（Claude Bernard）把它延伸到科研领域，声称不管有多大好处也不应伤害人。然而，即便是躲避伤害，也需了解什么是有害的；在获取这一信息的过程中，会有被伤害的危险。另外，《希波克拉底誓言》要求医生“根据自己的最佳判断”为病人造福，而了解什么会带来好处也会给人带来危险，关键是要决定何时尽管危险也应追寻好处，何时又由于危险性而放弃追寻好处。

对善行的执行不仅牵涉到个别科研工作者，也涉及整个社会，因为它将二者与具体科研项目及整个科研领域联系起来。就具体课题来说，科研工作者以及他们单位的成员必须事先筹划，以便最大限度增加好处，减低研究可能带来的危险。就科学研究总体来看，人们必须认清由于知识进步，以及医学、心理治疗和社会程序的发展而带来的较长期的好处和危险。

善行的原则在研究人体实验对象的许多领域都起着明确的作用。涉及儿童的研究就是一个例子。有效地治疗儿科疾病，促进他们健康地发展是涉及儿童的研究项目所带来的好处——即使个别实验对象并没有受益。有些以前被认可的常规处理，经仔细检查后证明是有危险的，科学研究可以避免这些常规所造成的伤害。但是善行原则所起的作用也不总是很分明的。带有一定风险而又不能给儿童带来直接好处的研究就存有道德难题。有人主张不能进行这类研究，有些人则觉得这种限制会排除许多将来能为儿童造福可能的研究。如同所有难题，不同情形下，对善行原则的执行可导致不同的选择。

（三）公平平等

谁应享受科研结果带来的好处，谁应承担科研的责任？这是一个平等公正的问题，即平等分配或应不应该的问题。无故拒绝应受益者或过度地施加责任会导致不公平。执行公正原则的另一个办法是平等对待平等的双方。但这句话需要解释。谁是平等的一方，谁不是平等的一方？怎么证明不平等？几乎所有评审员都以经验、年龄、免职、胜任、功绩及职位为标准，来决定不同的待遇。这里必须说明哪些方面要平等待人。有几条公认的能合理分布责任和利益的规则。每条规则根据须分布的责任和利益涉及有关特性，这些规则是：每人平分；根据个人需要；根据各人的努力；根据每人对社会的贡献；根据每人的功绩。

三、知情同意

临床药品试验研究的知情同意能否做好，事关能否更好地处理医疗及其研究中的利益冲突，和谐医（研究者）患（受试者）关系，真正地体现以患者和受试者为本的医学伦理、人道精神与行为。临床药品试验研究的知情同意是指在公开参与预期安排的药品试验研究方案的研究者（医师）同受试者（病人）之间，就此计划的风险和利益，在双方晤谈后，有决策能力的受试者自愿并同意接受临床药品试验研究中的医学（医疗）干预或处理的过程。知情同意不只是在同意书上签字，而是一个受试者和研究者交流、理解的过程，它帮助受试者做出决定，进而达成受试者的知情后同意。这种知情同意不是例行公事，更不是研究者推诿责任的手段，应当体现受试者的个人价值取向与抉择，临床药品试验研究的知情同意的实现，必须建立在受试者充分而正确的知情和自主选择与抉择这一确定的概念之上。

信息、理解与自愿是临床医疗和研究的知情同意的三要素，也是知情同意必须达到的伦理标准。具体指信息公开（information disclosure）、受试者对信息的理解（information understand）。

（一）向受试者充分提供信息

研究者必须向受试者说明：这是一项按设计程序进行的研究，而不是纯粹的成熟的医疗，它至多是一种药物治疗尝试；试验药物是否一定优于现有药物目前尚不可知，受试者有可能被分到对照组；受试者有可能遭遇未知的不可预期的风险；受试者经过深思熟虑后必须是自主地做出参与或不参与的决定，并有权随时退出。同时，研究者应向受试者提供研究目的、内容、程序、期限；利益与风险；有无其他可供选择的诊疗方法；相关的保密规定等；以及向受试者提供伤害赔偿与联系方法；披露资金来源与利益冲突；说明研究不是治疗；说明受试者有拒绝参加和随时退出的权利，并且不会受到惩罚或丧失其原应享有的医疗权益等相关信息。

通常认为在临床医疗的知情同意过程中，医生应该为患者提供下列信息：

（1）患者的诊断（如果已经得出的话）。

（2）建议进行某种医疗干预的性质、目的以及干预的过程。

（3）对进行这种医疗干预预期好处的描述。

（4）对某种可预见的“实质性”风险或者不适进行恰当描述。根据韦氏字典的定义，所谓“实质性（substantial）”的风险是指具有现实重要性的和重大后果的风险。至于什么是“恰当的”描述，有学者建议，凡是不利的后果都应该警告患者。

（5）不进行这些医疗干预的后果和好处。

（6）适当的、可供选择的其他医疗干预的方法和程序。如对于轻度肥胖患者、轻型糖尿病患者、轻型高血压患者的药物治疗而言，节食、锻炼就是可供选择的其他方法。

（7）可供选择的干预方法的风险和好处。

（8）关于饮食、生活方式等方面的特殊说明。

（二）确保受试者正确理解信息

研究者应对受试者以能够被理解的语言解释：在研究中的医学难题及目的是什么；建议何种试验性诊断或治疗方法、研究方案及其概要；关于研究的风险和利益及其评估。关于研究的风险和利益的另一方面——受试者的正确理解、考虑与抉择及其安全与利益保障：研究者应当用受试者所能理解的语言和方式来传递信息。此外研究方还应检验受试者理解信息的程度；受试者有文化或语言障碍时，应取得其亲人或社区代表的帮助；允许受试者与亲友商议；欢迎受试者及家属提问并给予满意的回答。

（三）自愿抉择及同意

这是指受试者应当在完全不受外力影响及胁迫、诱导的情况下，在充分理解研究的性质、目的、程序、利益/风险和后果的基础上，经过深思熟虑，自由自主自愿地做出参与、不参与或退出研究的决定。自愿同意的前提是当事人有行为能力和有真正的自由和自主性。

（四）临床药品试验研究的知情同意中对弱势人群的保护

临床药品试验研究中的弱势人群就是那些由于没有足够的权力、智能、教育、资源、力量或其他素质，相对或绝对无能力保护自身利益的参与研究的非医方当事人。完好的对弱势人群的知情同意是对其利益的最好保护。我们一般是这样做的：如果某研究能够在较不脆弱的受试者中同样好地进行，原则上就不应以弱势人群为受试者。以弱势个人作为受试者，必须特别进行合理性论证。弱势人群如被选为受试者（如以精神病人为受试者的精神药物试验研究），必须采取保护他们安全、权利和福利的严格措施，伦理委员会必须对此进行严格的特殊审查。以弱势个体作为患者、受试者，必须取得其本人的知情同意。当弱势个体无知情同意能力时，必须取得其法定监护人或依法授权的代表的允许。

在进行涉及儿童的药物试验研究时，研究者必须保证的是：最佳医疗或研究不能在成人同样好地进行；药物研究目的是获得儿童医疗保健及最佳疗效或有关的知识；儿童的父/母亲或法定监护人已在充分知情的情况下给予同意；已取得在儿童能力范围内的同意（认同）。儿童拒绝参与或拒绝继续参与研究的意愿必须受到尊重和落实。在研究过程中，如果儿童已成长为有一定法律行为能力的人，应该重新取得其本人的适应其能力的正式知情同意。

1. 风险和好处的性质和范围

要求科研的合理性建立于一个有利的风险——好处评估基础上，与善行原则相似，正如要求获取知情同意主要来自尊重个人的原则一样。“风险”指的是伤害产生的可能性。然而，“小风险”或“大风险”通常是指（常常是模糊地）体验伤害的概率以及伤害预计的严重程度。科研里的“好处”指的是对健康和福利有益的东西。与“风险”不同，“好处”指的不是可能性。风险是与好处的可能性相对应，好处则是与伤害而不是伤害的可能性对应。因此，所谓风险——好处评估是与潜在伤害的大小和可能性以及预期的好处有关。需要考虑多种可能带来的伤害和好处。比如，精神伤害、体力伤害、法律上的伤害、社会和经济上的伤害以及相应的好处。对实验对象来说，最有可能带来的伤害是精神与体力所遭受的痛苦和损害，但也不能忽视其他种类的伤害。

科研带来的风险及好处可影响对象本人及其家庭，甚至是社会（或社会的特别对象团体）。早先的规则及联邦规定要求给对象带来的预期好处以及给社会带来的知识进步超过潜在的危险。在平衡这些不同因素时，直接影响实验对象的潜在危险及好处，一般将起决定性作用。另外，在对象的权利受到保护的前提下，对象以外的利益，有时足以弥补科研所带来的风险。善行原则要求我们保护对象免遭伤害，并关注虽然有可能从科研结果得到弥补的许多利益的丧失。

2. 有系统地对风险和好处进行评估

通常认为好处和风险必须“平衡”并显示“有利的比率”。这些比喻性的字词，表明作出精确判断的困难。只有在极少数情况下，可用定量方法来仔细检查实验方案。但是，应尽量提倡对风险和好处进行有系统和有规律分析的主张。这一理想要求那些决定实验合理性的人们积累有关实验的全部信息，并对之作出彻底的评价，且系统地考虑其他选择方案。这个过程能使实验的评价更严格和精确，也能使审核委员与科研工作者之间的交流少受错误解释、错误情报以及有冲突的判断的影响。因此，应该先决定实验假设的有效性，然后尽可能清楚地区分风险的性质、可能性和大小。确定风险的方法应该明了，尤其是当没有其他选择而只能使用诸如小或轻微风险的模糊分类。另外，也应根据已知事实或其他可用的研究，来确定科研工作者对伤害可能性或好处的估计是否合理。

最后，评估科研合理性时，应考虑以下几点：①野蛮或非人性对待实验参加者在道德上是绝对不允许的。②风险应减少到对于达到科研目标是必须的程度。应确定是否有必要使用人体实验对象。风险也许不能消除，但可通过留意选用其他途径而减少。③当科研带有很大的严重伤害的风险时，审核委员会应特别注意风险的合理性（侧重对实验对象可能带来的好处，或在少数情况下，侧重参加实验的明显的自愿性）。④当科研涉及易受伤害的人群时，应证明利用这些人的适当性。作判断时应考虑以下变量，包括风险的性质和程度、所涉及的特定人群的情况，以及预计带来的好处的性质和程度。⑤相应的风险及好处，必须在用于知情同意过程的文件以及程序里详细列出。

3. 选择对象

正如同意表达了尊重人的原则，对风险—好处的评估表达了善行的原则，对选择对象的公平程序和结果的道德要求代表了平等公正的原则。

平等公正在两个层次上与实验对象的选择有关，即社会和个人。对个人的平等公正，要求科研工作者在选择对象时显示公平，因此，他们不能只对某些喜欢的病人进行能带来潜在好处的实验，或只选“不受欢迎的”人进行有风险的实验。对社会的平等公正要求区分哪些种类的对象应该或不应该参加任何一项特定的实验，这一区分应根据该种类成员承受负担的能力以及对已有负担的人们再施加压力的适当性而进行。因此，可将这看成是社会的正义，因为在进行对象种类的选择时，有一个优先顺序（如成人先于儿童），某些种类的潜在对象（如被隔离的精神病患者或囚犯）只有在特定情况下，才有可能参与实验。

即使科研工作者公平地选出每个对象，并在实验过程中公平地对待他们，选择对象时仍会出现不公正。不公正来源于社会上固有的社会、种族、性别和文化的偏见。因此，即使每个科研工作者公平地对待他们的实验对象，即使单位审核委员会尽量确保本单位公平挑选实验对象，不公平的社会倾向依然可能会在科研好处和负担的总体分布上表现出来。虽然每个单位或科研工作者可能不能解决这个蔓延于社会的问题，他们在挑选实验对象时，却可以考虑对象的平等分布。

某些人群，特别是那些被隔离的，已经在很多方面由于他们的疾病和环境而承受负担。若要进行的科研只会有风险而不包含治疗因素，只要科研不直接与参与者的特殊情况有关，那就应该先请另外那些承受较轻负担的人们来承受科研所造成的可能伤害。另外，尽管公共科研基金可能常常与公共健康保健基金覆盖面相似，如果处更优越地位的人群更有可能享受科研带来的好处，那让那些依靠公共健康保健人群作为首选实验对象库就显得不公平。

四、《中华人民共和国药品管理法》对药品研制的管理规定

《中华人民共和国药品管理法》第十六条至第二十三条对药品包装的管理做出了明确的规定。具体如下：

国家支持以临床价值为导向、对人的疾病具有明确或者特殊疗效的药物创新，鼓励具有新的治疗机理、治疗严重危及生命的疾病或者罕见病、对人体具有多靶向系统性调节干预功能等的新药研制，推动药品技术进步。国家鼓励运用现代科学技术和传统中药研究方法开展中药科学技术研究和药物开发，建立和完善符合中药特点的技术评价体系，促进中药传承创新。国家采取有效措施，鼓励儿童用药品的研制和创新，支持开发符合儿童生理特征的儿童用药品新品种、剂型和规格，对儿童用药品予以优先审评审批。

从事药品研制活动，应当遵守药物非临床研究质量管理规范、药物临床试验质量管理规范，保证药品研制全过程持续符合法定要求。药物非临床研究质量管理规范、药物临床试验质量管理规范由国务院药品监督管理部门会同国务院有关部门制定。

开展药物非临床研究，应当符合国家有关规定，有与研究项目相适应的人员、场地、设备、仪器和管理制度，保证有关数据、资料和样品的真实性。

开展药物临床试验，应当按照国务院药品监督管理部门的规定如实报送研制方法、质量指标、药理及毒理试验结果等有关数据、资料和样品，经国务院药品监督管理部门批准。国

务院药品监督管理部门应当自受理临床试验申请之日起六十个工作日内决定是否同意并通知临床试验申办者，逾期未通知的，视为同意。其中，开展生物等效性试验的，报国务院药品监督管理部门备案。

开展药物临床试验，应当在具备相应条件的临床试验机构进行。药物临床试验机构实行备案管理，具体办法由国务院药品监督管理部门、国务院卫生健康主管部门共同制定。

开展药物临床试验，应当符合伦理原则，制定临床试验方案，经伦理委员会审查同意。伦理委员会应当建立伦理审查工作制度，保证伦理审查过程独立、客观、公正，监督规范开展药物临床试验，保障受试者合法权益，维护社会公共利益。

实施药物临床试验，应当向受试者或者其监护人如实说明和解释临床试验的目的和风险等详细情况，取得受试者或者其监护人自愿签署的知情同意书，并采取有效措施保护受试者合法权益。

药物临床试验期间，发现存在安全性问题或者其他风险的，临床试验申办者应当及时调整临床试验方案、暂停或者终止临床试验，并向国务院药品监督管理部门报告。必要时，国务院药品监督管理部门可以责令调整临床试验方案、暂停或者终止临床试验。

对正在开展临床试验的用于治疗严重危及生命且尚无有效治疗手段的疾病的药物，经医学观察可能获益，并且符合伦理原则的，经审查、知情同意后可以在开展临床试验的机构内用于其他病情相同的患者。

第二节　中药生态农业道德

党的十八大以来，党和国家高度重视中医药发展，出台了一系列促进中药产业发展的相关政策，如2015年国务院办公厅转发《中药材保护和发展规划（2015—2020年）》，同年国务院办公厅印发《中医药健康服务发展规划（2015—2020年）》，2016年中共中央、国务院印发《“健康中国2030”规划纲要》，2017年7月生效《中华人民共和国中医药法》，2019年中共中央、国务院出台《关于促进中医药传承创新发展的意见》，2021年2月国务院办公厅印发《关于加快中医药特色发展的若干政策措施》，2022年3月国务院办公厅印发《“十四五”中医药发展规划》等，给中医药事业和中药产业带来了新的历史发展机遇。经过几十年的快速发展，我国中药产业已基本形成以科技创新为动力、中药农业为基础、中药工业为主体、中药装备工业为支撑、中药商业为枢纽的新型产业体系。

从中医药行业制造市场规模来看，近五年来其整体呈现增长的态势。根据数据显示，从2017年到2021年，我国中医药制造市场规模从673亿元左右增长至753亿元左右，年均复合增长率约为3.1%。从2015年到2021年我国中成药出口金额整体得到增长，2021年我国中成药出口金额为3.05亿美元，同比增速高达17.5%。截至目前，全球已经有18个国家和地区将中医药纳入医疗保险，中药先后在俄罗斯、新加坡、古巴、越南等国注册。我国也已经在31个国家建设了中医药服务出口基地，“十三五”期间中药类产品出口贸易总额达到了281.9亿美元。尽管中医药国际化面临大好机遇，但近年来，中医药在海外的知识产权保护也迫在眉睫，包括商标注册、专利、版权等在内的权益都要依所在国的法律申请报批，而且海外中医人临床时代更新和转型、国际中医药教学的互认等都将是我国中医药行业国际化发展道路上的挑战。

一、中药生态农业的发展历程

（一）中国生态农业的起源

在我国，自古以来劳动人民积累了大量生态农业的经验，如间作、套作、轮歇地及农业措施等自然的生态农业的经验。1908 年富兰克林・H. 金（FH King）主编的《四千年农夫》和 20 世纪 30 年代艾尔伯特・霍华德（A Howard）主编的《农业圣典》两本书均提到了中国有机肥保持地力的经验。如稻田养殖可以追溯到公元前 400 年。《吕氏春秋・审时》载“夫稼，为之者人也，生之者地也，养之者天也”。《齐民要术》载“顺天时，量地力，则用少力而成功多。任情返道，劳而无获。入泉伐木，登山求鱼，手必虚；迎风散水，逆坡走丸，其势难”。其核心是因地制宜、因时制宜、因物制宜的“三宜”原则。

（二）中药生态农业

20 世纪 80 年代初，国内学者对生态农业进行理论探讨，并在此基础上组织技术力量开展试验研究。1984 年初，我国召开了第二次全国环境保护会议，1984 年 5 月出版了《国务院关于环境保护工作的决定》，1984 年 11 月召开了全国农业生态环境保护经验交流会。1985 年国家颁布了《关于发展生态农业，加强农业生态环境保护工作的意见》，是我国生态农业的发展的里程碑。

1. 中药生态农业的背景及现状

中药材在我国栽培历史悠久，在我国古籍中有关药用植物栽培的记载可以追溯到 2600 多年以前。《诗经》中已有关于枣、桃、梅等药食两用植物的记载。汉朝时期，张骞从西域将红花、胡荽、安石榴、胡麻、胡桃、大蒜、苜蓿等药食两用的多种植物引种至关内栽培。北魏贾思勰所著《齐民要术》中记载了地黄、红花、吴茱萸等 20 种药用植物栽培方法；宋代唐慎微编撰的《经史证类备急本草》中记载了 72 种人工栽培的药用植物；到了明代，李时珍所著《本草纲目》中已有 100 多种中药材种植方法的详细记载。新中国成立后，为响应国家大力发展中医药事业的号召，全国范围内掀起了中药材野生变家种（家养）、引种栽培的热潮。经过几十年的探索与实践，现今已有 300 多种中药材实现人工种植或养殖。

中药农业是我国现代农业的重要组成部分，更是整个中药产业的源头。历史上，中药材栽培一直处于小农经济的种植模式，多数品种种植历史短、规模小，产区局限，栽培技术落后。近年来，随着大健康产业的快速发展，中药材需求量剧增，为了满足不断增长的医疗需求，历史上很多以野生或少量栽培为主的中药材开始大面积种植。据估计，全国中药材栽培面积达 3000 万亩（1 亩≈667m^2），常见栽培品种达到 200 多种。

当前中药材栽培中普遍存在的土壤退化，连作障碍严重及土壤农残重金属超标的现象，应选择栽培生产立地条件要求高、适宜用地紧张、土壤退化严重、连作障碍突出的大宗常用中药材，开展中药生态种植研究及土壤立地条件综合治理。相关研究初步形成了中药生态种植的技术体系，包括病原微生物防治技术、自毒作用克服技术、农残重金属污染防治技术、土壤理化性质改良及土壤综合修复等关键共性技术。

郭兰萍等分析了生态农业与化学农业的区别及特点，指出生态农业是中药农业的必由之路，进而提出了中药生态农业的概念，即应用生态学原理和生态经济规律，以确保中药材质量和安全为目标，以社会、经济、生态综合效益为指标，结合系统工程方法和现代科学技术，因地制宜地设计、布局、生产和管理中药农业生产的发展模式。郭兰萍等指出生态农业的知识更密集，需要利用时空尺度的系统设计和规划，实现生物防治、物质能量循环、景观布局等目标，从而使农业生态系统更具复杂性和稳定性，最终确保环境和中药材的优质安全。众所周知的野生抚育、仿野生栽培只是中药生态农业中的一种模式，或者不投入化学肥料、化学农药等也只是中药生态农业的管理模式之一。

2. 中药生态农业的特征

"整体、协调、循环、再生"的中药生态农业的基本特征，具体表现为：追求生态平衡，通常不用化学合成的肥料、农药及生长调节剂，减少对生态环境的负面影响；通过设计形成内部组成与结构较复杂的能自我维持的系统，有较强的自我调节和抵抗外界干扰的能力；合理利用自然资源，重视综合收益，注重农、林、牧、副、渔全面发展；强调间作、套作、轮作等栽培模式，重视农副产品的循环利用，坚持减少废弃物输出；实现农业系统的可持续发展。此外，中药生态农业还具有独特性。

（1）中药材独特的药物属性，要求中药生态农业过程管控应以药效物质的积累为核心。中药材中次生代谢产物是中医临床疗效的物质基础，其治疗效果取决于中药材中次生代谢产物的含量，而非总量。但不同来源、不同产地、不同栽培、采收加工常会导致中药材中的次生代谢产物相差悬殊，导致药材疗效差异甚至影响用药安全。在中药材生产过程中，干物质的积累和次生代谢产物的积累通常是一对矛盾体，大量农业投入品的施用在保障产量的同时会减少次生代谢产物的积累，甚至改变次生代谢产物间的比例，而降低中药材质量或使药效丧失。这都提示中药生态农业对投入品的使用应更加谨慎。

（2）符合药用植物原生生境的自然环境是开展中药生态农业的理想场所。药用植物为自然生态系统的组成成分，多数中药材栽培历史短，品种基础薄弱，尚未形成成熟的耕作制度。次生代谢产物通常是药用植物的应激反应产物，在受到病虫害、水分胁迫、光胁迫、温度胁迫、养分胁迫等自然环境胁迫时积累量增加，人工栽培改变了中药材的生活环境，其造成的胁迫变化会导致中药材次生代谢紊乱，从而造成次生代谢产物积累及配比的改变，最后造成中药材品质的改变。因而，在农田构建中药生态农业系统技术难度及成本都较大，选择符合药用植物原生生境的自然环境开展中药生态农业是理想的选择。因此，郭兰萍等提出道地药材的拟境栽培的策略。在《国务院办公厅关于防止耕地"非粮化"稳定粮食生产的意见》发布后，很多自然生境里有药用植物分布的山区林地及荒坡野地等区域更加成为中药生态农业的首选之地。

（3）中药生态农业具有无可比拟的市场竞争优势。多数中药材的产地和市场都在中国，其生产、加工及使用的理论、方法、技术大都掌握在我国劳动人民手中，基本不存在由国际市场带来的竞争压力。因此，通过系统的产业及市场设计，一定会克服生态农业早期人力及物力投入较大，回报周期长的问题，既可以较快地实现中药材产业的高品质升级转化，又可以持续增加农民的综合收益。

3. 中药生态农业的发展思路及重点任务

（1）全国中药材生产格局分析及规划。在全国中药资源普查获得大量环境数据的基础上，完成中药材分布区划、产量区划、质量区划；参照大农业规划，分析中药材分布格局，制定我国现代中药农业规划，完成中药材种植分区。

（2）区域中药农业典型特征提取。明确各区域优势特色中药材品种及其生产特点和规律，确认该优势与当地自然生态和社会生态的相关性，分析优势特色中药材品种中药农业生产和社会发展的有利条件和限制因子。

（3）各区域典型中药材与根际土壤微生态互作规律及机制研究。在各类农业区划内选择代表中药材，开展典型中药材与根际土壤微生态互作规律研究；并运用土壤宏基因组、代谢组等现代技术研究中药材与根际土壤互作机制。

（4）中药材生态种植技术研究。依据各区域中药农业特征及各类典型中药材的生理生态学特性，综合研究品种筛选、栽培物候期、播种密度、养分平衡、测土配方、立体栽培、间作套作轮作、中药材与其他农林牧副产业的综合生产等各种实用技术。

（5）中药生态种植模式的提取及固化。分析各种生态农业模式及配套技术对提高中药材产量和质量、减少病虫害发生率、减少中药材生产中化肥和农药用量和保护生物多样性及生态系统服务功能的贡献，提出和完善中药生态农业的理论，并指导中药生态农业实践。

中药材是中医药事业传承和发展的物质基础，是关系国计民生的战略性资源。保护与发展中药材对于深化医药卫生体制改革、提高人民健康水平，以及发展战略性新兴产业、增加农民收入、促进生态文明建设，具有十分重要的意义。近几十年来，我国中药材生产发展取得了显著成效，目前已形成世界规模最大、体系最完整的中药材生产体系。根据《2020道地药材产业发展状况报告》，2020年我国中药材种植面积8000多万亩，比2010年增加6000万亩左右，280余种常用中药材实现了规模化种植，基本满足了中医药临床用药、中药产业和健康服务业快速发展的需要。虽然中药材种植面积大幅度提升，但同时也存在中药材生产技术相对落后、重产量轻质量等诸多问题，导致中药材品质下降。中药材是中药质量的源头，因其生产过程链长，加之近三十年以来，由原先野生为主转为人工种养，出现的质量问题更加突出，影响中药质量和临床疗效。

中药生态农业的概念在2015年被提出，“推行中药材生态种植”于2019年被写入《中共中央　国务院关于促进中医药传承创新发展的意见》，表明中药生态农业已成为中药农业发展的国家战略。尽管现阶段中药材生产仍以传统农业种植为主，但生态种植越来越受到重视，且发展速度很快。

（三）共作型生态农业

共作型生态农业就是利用光、热、水、肥、气等资源，同时利用生物间的相互关系，如各种农作物在生育过程中的时间差和空间差，在地面地下、水面水下、空中以及前方、后方同时或交互进行生产，兴利避害，为了充分利用空间把不同生物种群组合起来，多物种共存、多层次配置、多级物质能量循环利用的立体种植、立体养殖或立体种养的农业经营模式。通过合理组装，粗细配套，组成各种类型的多功能、多层次、多途径的高产优质生产系统，来获得最大经济效益。

共作型生态农业最早产生于农作物的间作套种，在我国已有2000多年的历史。在长期生产实践中形成的珠江三角洲的基塘农业，利用江河低洼地挖塘培基，水塘养鱼，基面栽桑、植蔗、种植瓜果蔬菜或饲草，形成“桑基鱼塘”“蔗基鱼塘”“果基鱼塘”等种植和养殖结合的生态农业系统，是一种比较理想的共作型农业。

共作型农业的模式是以立体农业定义为出发点，合理利用自然资源、生物资源和人类生产技能，实现由物种、层次、能量循环、物质转化和技术等要素组成的立体模式的优化。

构成共作型生态农业模式的基本单元是物种结构（多物种组合）、空间结构（多层次配置）、时间结构（时序排列）、食物链结构（物质循环）和技术结构（配套技术）。具有以下特点：集约，即集约经营土地，体现出技术、劳力、物质、资金整体综合效益；高效，即充分挖掘土地、光能、水源、热量等自然资源的潜力，同时提高人工辅助能的利用率和利用效率；持续，即减少有害物质的残留，提高农业环境和生态环境的质量，增强农业后劲，不断提高土地（水体）生产力；安全，即产品和环境安全，体现在利用多物种组合来同时完成污染土壤的修复和农业发展，建立经济与环境融合观。

1. 药材与粮食作物共作

粮食作物和药材的共作，是科学种田的一种体现，能有效地解决粮、药争地矛盾，充分利用土地、光能、空气、水肥和热量等自然资源，发挥边际效应和植物间的互利作用，以达到粮、药双丰收的目的。

2. 农作物余零地边间套模式

一块田地间，可耕面积约为70%，而田间地头、沟渠路坝约占30%，山区、丘陵地所占比例更大。利用这些闲置余地种植一些适应性强、对土壤要求不高的中药材品种，既能有效地利用土地，增加收益，同时也减少了水分和养分的蒸发，控制了因杂草生长而给农作物带来的病虫危害。

例如，金银花耐涝、耐旱，对气候、土壤要求不高，在地边、路沿、渠旁，按株距80cm挖穴，每穴内沿四周栽花苗6棵，每亩地的余零地边约可栽60穴，每穴年单产商品花0.5kg，市场价格30元/kg，每穴年效益15元，每亩地每年可增收60×15=900（元）。

此外，适宜余零地边种植的药材品种还有甘草、决明子、苍术、五味子、木瓜、王不留行、玉竹、黄芪、红花、龙胆、大黄等。

3. 高秆与矮秆间套模式

高秆的农作物与矮生的药材合理搭配，针对立体复合群体，利用垂直分布空间增加复种指数，遵循前熟为后熟，后熟为全年的原则，提高光能与土地的利用率，从而大幅度增加了经济效益。

例如，板蓝根—玉米—柴胡共作模式。早春，在耕细耙匀的土地上做成宽1.5m，两边留水沟的高畦，3—4月在高畦上播种板蓝根，5—6月于掉水沟内按株距60cm点播玉米，每株留苗2棵，常规管理；8月待玉米完成营养生长时板蓝根就可刨收，接茬播种柴胡，这时玉米的遮荫能够为柴胡的萌发提供良好的条件，15~20天柴胡就可出齐苗，9—10月，玉米收获后，柴胡苗就可茁壮成长。

此外，适合此模式套种的农作物品种还有高粱、甘蔗、棉花等茎秆高大、能提供荫蔽环境的农作物种类。

搭配种植的药材品种有生长时间较短、耐阴的板蓝根、白芷、桔梗、川芎、白术、丹参、射干、薏米、柴胡、半夏、太子参、黄连、草珊瑚、草果等。

药材与粮食作物共作的方法还有隔畦间套、隔行间套、畦中间套、埂畦间套和混作等。

无论采用何种间套方式，都应注意株型庞大与瘦小、宽叶与窄叶、平行叶与直立叶、生长期长与短等合理搭配，注意各种植物之间光、温度、水分和营养条件的关系，保持中药材品种的道地性。

二、中药生态农业与中药材 GAP

为贯彻落实《中共中央　国务院关于促进中医药传承创新发展的意见》，推进中药材规范化生产，加强中药材质量控制，促进中药高质量发展，依据《中华人民共和国药品管理法》《中华人民共和国中医药法》，国家药监局、农业农村部、国家林草局、国家中医药局研究制定了《中药材生产质量管理规范》（以下简称本规范）（2022 年第 22 号）。各省相关管理部门在省委省政府领导下，配合和协助中药材产地人民政府做好中药材规范化发展工作，如完善中药材产业高质量发展工作机制；制定中药材产业发展规划；细化推进中药材规范化发展的激励政策；建立中药材生产企业及其生产基地台账和信用档案，实施动态监管；建立中药材规范化生产追溯信息化平台等。鼓励中药材规范化、集约化生产基础较好的省份，结合本辖区中药材发展实际，研究制定实施细则，积极探索推进，为本规范的深入推广积累经验。

各省相关管理部门依职责对本规范的实施和推进进行检查和技术指导。农业农村部门牵头做好中药材种子种苗及种源提供、田间管理、农药和肥料使用、病虫害防治等指导。林业和草原部门牵头做好中药材生态种植、野生抚育、仿野生栽培，以及属于濒危管理范畴的中药材种植、养殖等指导。中医药管理部门协同做好中药材种子种苗、规范种植、采收加工以及生态种植等指导。药品监督管理部门对相应的中药材生产企业开展延伸检查，做好药用要求、产地加工、质量检验等指导。各省相关管理部门应加强协作，形成合力，共同推进中药材规范化、标准化、集约化发展，按职责强化宣传培训，推动本规范落地实施。加强实施中日常监管，如发现存在重大问题或者有重大政策完善建议的，请及时报告国家相应的管理部门。

《中药材生产质量管理规范》（中药材 GAP）与中药生态农业既有区别，又有联系，二者各有特点，但并不矛盾。当前，制约中药材 GAP 生产的关键问题一个是经济学问题（比较效益偏低），另一个是生态学问题（土壤微生态恶化，连作障碍严重），而这两个问题正是生态农业研究和实践的核心。

中药材 GAP 推行 10 年取得了很大成果，包括：颁布了中药材 GAP 认可的一系列管理办法；中药材规模化面积不断扩大；农民及企业规范化种植中药材的意识增强；形成了一批中药材 GAP 基地；中药材栽培理论和方法不断完善；培养了一大批中药材 GAP 生产及认证的专家和学者。

中药材 GAP 生产中存在的问题主要包括：对 GAP 及其认证的认识和理解亟须深化；中药材 GAP 认证基地布局不够合理；地缘经济及小农经济耕作是中药材规范化和规模化生产的瓶颈；比较效益偏低限制了 GAP 的发展；优良品种选育基础空白；栽培技术不成熟导致生产过程风险较大；土壤微生态恶化及连作障碍制约了中药材 GAP 基地的可持续发展。

中药生态农业的发展思路及重点任务，包括：全国中药材生产格局分析及规划；区域中药农业典型特征提取；各区域典型中药材与根际土壤微生物互作规律及机制研究；中药材生态种植技术研究；中药生态种植模式提取及固化；中药生态农业理论研究。

三、中药生态农业的道德内容

为进一步促进中药材 GAP 健康有序发展，提出以下建议：①改变生产模式，全面推动中药材 GAP 生产；②建立健全中药材标准体系，推行中药材优质优价；③充分考虑地缘经济文化，大力推行中药材定向培育；④强化基础研究和成果转化推广，为中药材生产提供技术保障；⑤深化对 GAP 的理解，大力推行生态种植和精细农业克服连作障碍。虽然目前仍面临大量管理和技术问题，但中药材 GAP 早已深入人心，并展现出巨大的前景。未来，随着人们对 GAP 认识理解的不断加深，以及科技的巨大进步，中药材 GAP 生产将会不断与精准农业、生态农业等现代农业理论、方法及技术融合，并展现出更大的潜力和更广阔的前景。

（一）中药材生产相关政策趋势

政策法规的逐步完善促进和保障了中药材种植业快速、健康发展。2015 年 4 月，我国第一个关于中药材保护和发展的国家级规划——《中药材保护和发展规划（2015—2020 年）》颁布，计划实施优质中药材生产工程，建设濒危稀缺中药材种植养殖基地、大宗优质中药材生产基地、中药材良种繁育基地，发展中药材产区经济。

2016 年 2 月，国务院印发《中医药发展战略规划纲要（2016—2030 年）》；2016 年 12 月，《中华人民共和国中医药法》发布；2018 年 12 月，农业农村部等三部委制定《全国道地药材生产基地建设规划（2018—2025 年）》；2019 年 10 月，《中共中央　国务院关于促进中医药传承创新发展的意见》发布；2021 年 1 月，国务院办公厅印发《关于加快中医药特色发展的若干政策措施》。

（二）研究与实践并重，推动中药生态农业理论和技术研究

中药生态农业的产业化虽然有所发展，但还是处于初级水平。一是要开展规划研究，明确全国中药生态农业总体布局，制定各地主要的中药生态农业模式与配套技术，避免由于自然环境和社会经济条件的差异而导致发展的不确定性和盲目性。如确定林草中药材生态种植的适宜区域和范围、加强拟境栽培理论研究等。二是推进实用技术和装备研究。加强优良品种选育、生态种植模式、病虫害综合防控、生物肥料及生物农药开发等技术的研究，同时走适度规模化之路，农机农艺结合，实现移栽、收获等关键环节的机械化。三是推进标准化进程并加强示范。大力推进中药生态农业的标准化，制定符合不同区域中药材生长特点和生产模式的生态种植技术规范，在生产中尤其在欠发达地区加以推广使用，形成别具特色的中药生态农业小镇。四是积极推动中药材生态种植技术纳入农业农村部和地方的农业主推技术名单，并通过政府支持政策的出台，加强生态种植技术立项支持。

一是加强应用示范，兼顾种养、加工、收购、储存、运输、销售等追溯信息的同时，关注中药材的药品属性。影响中药材质量的关键要素，如基原准确性、是否使用禁限用农药、是否抢青采收等，也是追溯至关重要的环节。二是政府推动追溯的同时，生产和经营者更应该承担起中药材质量把控的主体责任，尽快连入全国中药材供应保障平台等已有一体化追溯系统，降低企业系统研发成本，提供各环节的追溯信息，加强风险防范意识。

针对药用植物在野生状态下的生境分布特点，结合我国土地资源利用及中药材种植对土地需求量不断增加的现状，中药材生态农业的土地利用策略：①大力发展林下种植，改变现有的大田栽培模式；②充分利用山地、荒坡地开展野生抚育或仿生栽培；③遵循药用

植物自身的发展规律及生物学特性，因地制宜地合理开发利用土地资源。这样既可以满足中药材对特定生长环境的要求，实现中药材产业的可持续发展，又可以增加山区人民的经济收入，为中药材土地利用问题提供科学有效的解决方法，对保护野生中药材也具有重要意义。

第三节　药品生产领域的道德

药品是可供药用的产品。用于预防、治疗和诊断疾病，有目的地调节人体生理机能并规定有适应证或者功能主治、用法和用量的物质，包括中药化学药和生物制品等，是维护人类健康的重要物质基础。药品是全球公认的特殊商品，具有强专属性、强时效性、选择代理性、对人体作用的深度直接与内在性等突出的特性。药品质量的优劣直接关系到药品使用者的生命安危与健康，“好药治病，劣药害命”道出了药品质量的至关重要性。正因如此，世界各国政府及其有关管理部门都通过立法、制定标准（药典）及行政规章等方式，对药品实行严格的质量管理与控制。

一、药品生产的道德要求

（一）药品生产企业的道德意义

药品质量的优劣通常由一系列质量特性指标来反映，质量特性指标的测定通过质量检验来完成。然而，药品质量检验具有破坏性特点，即绝大多数质量特性指标值的获得都是以被检验药品的破坏为代价的，即使结果检验合格，被检验药品也因检验的破坏性而失去了实用价值。因此，药品质量检验客观上不具备全数检验的条件，只能应用数理统计和概率的知识进行抽样检验，而抽样检验只能确定被检验药品本身的质量合格与否，并由此推断母本的质量合格与否，但不能确保样本所代表的母本100%合格。无论检验所得的合格率如何趋近于100%，只要不等于100%，那么对于药品的使用者来说虽然用到不合格药品的概率很小，但是一旦这种小概率发生，给药品使用者造成的结果会是100%的危害。显然，药品质量检验是必要的，但药品不能全数检验的特点，使在生产过程中确保药品质量的稳定、均一变得非常重要。目前全球范围内公认的生产过程中确保药品质量的稳定、均一的有效途径和方法就是GMP。因此，GMP对生产过程中的药品质量保证至关重要。

GMP是由美国率先进行研究，并于1963年在全世界率先颁布实施的。随后，世界上100多个国家和地区也先后制定和颁布了本国或本地区的GMP，一些国家和地区已经先后将GMP法制化。GMP的实施使药品在生产过程中的质量得到了进一步的保证。在生产过程中，药品质量受到人员、机器设备、原辅材料及包装材料、工艺方法、生产环境、管理等多方面因素的影响，因此，制定法规、规范及各种规章、制度是十分必要的。然而，法规、规范及各种行政规章、企业规章制度等并不能将药品生产过程中所有影响药品质量的因素全部涵盖，对药品生产过程中的全部内容作出详尽的规定，特别是它们对药品生产过程中，对药品质量影响最为能动和关键的从业人员的行为的规范与约束力也不是万能的，各种规定的良好落实还需要从业人员对自身行为的“应当”与“不应当”的自觉意识，需要道德这一特殊的规范体系。因此，在药品生产过程中，道德公约、社会舆论、良心、职业道德规范是从业人员行为的不可或缺的调节工具。

道德与法律是相辅相成、相互促进、协同发展的，两者既有联系又有区别，在社会主义市场经济体制下，两者缺一不可。药品的专属性、二重性、质量的重要性等特殊性，决定了药品生产过程中的道德尤为重要，是相关药事法规不可或缺的补充。

（二）药品生产过程中的道德要求

药品是用于防病治病的特殊商品，与人民群众的生命安危、健康状况及生存质量密切相关，药品生产企业的核心任务就是生产出质量符合既定标准的足够数量的维护人民群众健康和生命质量所需要的药品。这一任务的完成，不仅有赖于相关的技术、管理及法律法规，还有赖于药品生产过程中相关部门和人员的道德。具体体现在以下几个方面的要求：

1. 用户至上

所谓用户至上，在此是指药品生产活动应一切以药品使用者（病患人员）为中心，急患者所急，想患者所想，及时提供社会需要的药品。

药品是用于治病救人的特殊商品，有较强的时效性特点，不能“病等药”，只能“药等病”，且“药等病”的时限并不是无限长的，而是超过药品的有效期，药品就必须报废、销毁。因此，为使有限的资源不被浪费，药品生产企业相关部门及人员应及时把握市场需求，并根据自身的生产条件，适时组织适宜品种的药品生产，以最大限度地满足维护人民生命健康的需要。这是人民群众的根本利益所在，也是药品生产最高意义上的道德。

2. 质量第一

药品具有防病、治病和调节人体机能的特殊性，客观上决定了其质量的至关重要性。在药品生产过程中应树立质量第一的观念与意识，这不仅是当今世界企业生存和发展所必备的，更是药品生产企业及药品生产人员道德中必不可少的主要成分。

为确保药品质量，需要处在药品生产过程中，不同岗位的人员具备与岗位要求相适应的文化知识与技能；需要药品生产过程中所用的厂房、设施、仪器、设备及生产环境等符合生产要求，并能够保证药品的质量；需要生产过程中所用的物料（原料、辅料、包装材料等）符合相应的标准；需要生产过程中采用适宜的工艺方法和先进的管理方法等等。总之，在药品生产过程中确保药品质量，要求药品生产企业各个部门和全体人员认真、自觉地严格用 GMP 条款约束和规范自身的行为，这既是法规和管理方面的规定和要求，也是药品生产过程中的道德要求。

药品质量至关重要，但药品质量具有不同于一般消费品的特点。一方面，消费者通常无法自行对药品质量做出判定；另一方面，尽管人们对保证生产过程中药品质量的认识在不断提高，并不断发现实现的途径和办法，但是这些途径和办法中存在较多的“良心活”，这些“良心活”是否符合要求，并非药品生产全程监督管理所能发现的。也就是说，保证生产过程中药品质量不断提高的途径和办法，仅靠外在的主管部门监督检查企业或企业监督检查操作人员是难以贯彻落实的，在很多方面和很大程度上，需要成为企业和员工的自觉行为。否则，良好的途径和办法只会成为应对监督检查的临时“对策”，难以成为企业和员工的一贯行为。我国“后 GMP 时代”出现的一系列不按 GMP 要求进行药品生产的问题和事件，足以说明药品生产过程中讲究道德的重要性。

3. 保护环境，保护药品生产者的健康

在药品生产过程中，通常会有废气、废液、废渣相伴而生。“三废”的处理与排放，既影响药品本身的质量，又直接关系到环境质量，最终都关系到人民群众的健康。药品生产企业和人员，应以人民健康为重，以保护环境、促进可持续发展的大局为重，合理而有效地治理“三废”。这既是药品生产过程中的道德要求，也是药品生产企业自身得以生存和发展的客观需要。

此外，药品生产，尤其是某些特殊药品的生产，往往会对生产操作者的身体健康造成危害。药品生产企业相关部门和人员应采取必要的防护措施，保证药品生产者的健康不受损害。这既是药品生产者的合法权益，也是药品生产过程中的道德要求。

（三）《药品生产质量管理规范》（GMP）的主要内容及道德意义

我国提出在制药企业中推行 GMP 是在 20 世纪 80 年代初。1988 年，根据《中华人民共和国药品管理法》，卫生部颁布了我国第一部《药品生产质量管理规范》（1988 年版），作为正式法规执行。1992 年，卫生部对《药品生产质量管理规范》（1988 年版）进行了第一次修订，颁布了《药品生产质量管理规范（1992 年修订）》。

1998 年，原国家药品监督管理局对 1992 年修订的 GMP 进行修订，于 1999 年 6 月 18 日颁布了《药品生产质量管理规范（1998 年修订）》，并于 1999 年 8 月 1 日起分品种、分阶段强制施行。到 1999 年底，我国血液制品生产企业全部通过药品 GMP 认证；2000 年底，粉针剂、大容量注射剂实现全部在符合药品 GMP 的条件下生产；2002 年底，小容量注射剂药品实现全部在符合药品 GMP 的条件下生产。到 2004 年 7 月 1 日起，所有的药品制剂和原料药均在符合 GMP 的条件下生产，未通过 GMP 认证的药品生产企业全部停产。

我国 GMP 的主要内容及相应的道德意义介绍如下：

人员方面——关键人员。关键人员应当为企业的全职人员，至少应当包括企业负责人、生产管理负责人、质量管理负责人和质量受权人。质量管理负责人和生产管理负责人不得互相兼任。质量管理负责人和质量受权人可以兼任。应当制定操作规程确保质量受权人独立履行职责，不受企业负责人和其他人员的干扰。

（1）企业负责人。企业负责人是药品质量的主要责任人，全面负责企业日常管理。为确保企业实现质量目标并按照本规范要求生产药品，企业负责人应当负责提供必要的资源，合理计划、组织和协调，保证质量管理部门独立履行其职责。

（2）生产管理负责人。生产管理负责人应当至少具有药学或相关专业本科学历（或中级专业技术职称或执业药师资格），具有至少三年从事药品生产和质量管理的实践经验，其中至少有一年的药品生产管理经验，接受过与所生产产品相关的专业知识培训。

主要职责：确保药品按照批准的工艺规程生产、贮存，以保证药品质量；确保严格执行与生产操作相关的各种操作规程；确保批生产记录和批包装记录经过指定人员审核并送交质量管理部门；确保厂房和设备的维护保养，以保持其良好的运行状态；确保完成各种必要的验证工作；确保生产相关人员经过必要的上岗前培训和继续培训，并根据实际需要调整培训内容。

（3）质量管理负责人。质量管理负责人应当至少具有药学或相关专业本科学历（或中级专业技术职称或执业药师资格），具有至少五年从事药品生产和质量管理的实践经验，其中至少一年的药品质量管理经验，接受过与所生产产品相关的专业知识培训。

主要职责：确保原辅料、包装材料、中间产品、待包装产品和成品符合经注册批准的要求和质量标准；确保在产品放行前完成对批记录的审核；确保完成所有必要的检验；批准质量标准、取样方法、检验方法和其他质量管理的操作规程；审核和批准所有与质量有关的变更；确保所有重大偏差和检验结果超标已经过调查并得到及时处理；批准并监督委托检验；监督厂房和设备的维护，以保持其良好的运行状态；确保完成各种必要的确认或验证工作，审核和批准确认或验证方案和报告；确保完成自检；评估和批准物料供应商；确保所有与产品质量有关的投诉已经过调查，并得到及时、正确的处理；确保完成产品的持续稳定性考察计划，提供稳定性考察的数据；确保完成产品质量回顾分析；确保质量控制和质量保证人员都已经过必要的上岗前培训和继续培训，并根据实际需要调整培训内容。

生产管理负责人和质量管理负责人通常有下列共同的职责：审核和批准产品的工艺规程、操作规程等文件；监督厂区卫生状况；确保关键设备经过确认；确保完成生产工艺验证；确保企业所有相关人员都已经过必要的岗前培训和继续培训，并根据实际需要调整培训内容；批准并监督委托生产；确定和监控物料和产品的贮存条件；保存记录；监督本规范执行状况；监控影响产品质量的因素。

（4）质量受权人。质量受权人应当至少具有药学或相关专业本科学历（或中级专业技术职称或执业药师资格），具有至少五年从事药品生产和质量管理的实践经验，从事过药品生产过程控制和质量检验工作。质量受权人应当具有必要的专业理论知识，并经过与产品放行有关的培训，方能独立履行其职责。

主要职责：参与企业质量体系建立、内部自检、外部质量审计、验证以及药品不良反应报告、产品召回等质量管理活动；承担产品放行的职责，确保每批已放行产品的生产、检验均符合相关法规、药品注册要求和质量标准；在产品放行前，质量受权人必须按照上述第（2）项的要求出具产品放行审核记录，并纳入批记录。

药品的特殊性，客观上要求从事药品生产的人员，不仅有较高的政治思想素质、心理素质，同时还要有较高的文化素质、技术素质。药品生产过程中的从业人员只有掌握了一定的科学文化知识和技能，才能够胜任各个环节和各道生产程序的操作，进而保证药品质量，使所生产的药品为人类造福。药品生产企业的不同岗位配备与之相应素质的人员，既是企业自身发展的需要，也是药品生产行业职业道德的基本要求。

厂房与设施——厂房的选址、设计、布局、建造、改造和维护必须符合药品生产要求，应当最大限度地避免污染、交叉污染、混淆和差错，便于清洁、操作和维护。应当根据厂房及生产防护措施综合考虑选址，厂房所处的环境应当最大限度地降低物料或产品遭受污染的风险。企业应当有整洁的生产环境；厂区的地面、路面及运输等不应当对药品的生产造成污染；生产、行政、生活和辅助区的总体布局应当合理，不得互相妨碍；厂区和厂房内的人、物流走向应当合理。应当对厂房进行适当维护，并确保维修活动不影响药品的质量。应当按照详细的书面操作规程对厂房进行清洁或必要的消毒。厂房应当有适当的照明、温度、湿度和通风，确保生产和贮存的产品质量以及相关设备性能不会直接或间接地受到影响。厂房、设施的设计和安装应当有效防止昆虫或其他动物进入。应当采取必要的措施，避免所使用的灭鼠药、杀虫剂、烟熏剂等对设备、物料、产品造成污染。应当采取适当措施，防止未经批准的人员进入。生产、贮存和质量控制区不应作为非本区工作人员的直接通道。应当保存厂房、公用设施、固定管道建造或改造后的竣工图纸。

设备——设备的设计、选型、安装应符合生产要求，易于清洗、消毒或灭菌，并能防止差错和减少污染；储罐和管道要规定清洗、灭菌周期；生产设备应有明显的状态标志，并定期维修、保养和验证；用于生产和检验的仪器、仪表、量具、衡器等，其实用范围和精密度应符合生产和检验要求，有明显的合格标志，并定期校验。仪器、设备等是进行药品生产的物质基础。上述要求是防止药品生产过程中出现差错、污染，保证药品质量的基本措施。现代化的药品生产离不开各种仪器、设备，其精密度、清洁度等直接影响药品质量，因此，应在药品生产过程中自觉执行有关规定与要求，以确保仪器、设备等符合药品生产的需要，确保药品质量。

物料——药品生产所使用的物料（原料、辅料、包装材料）应符合各项相关标准，不得对药品的质量造成不良影响，并对其储存、保管和发放进行严格的管理。药品的标签、使用说明书应由专人保管，标签要计数发放。药品是由各种物料经一定的工艺方法加工而成的。药品生产过程中所用物料的质量直接关系到药品的质量。因此，对物料进行严格管理以确保其质量，是保证药品质量、防止出现差错的客观要求，也是药品生产过程中的道德的具体体现。

卫生——药品生产企业应有防止污染的卫生措施；生产区不得存放非生产物品和个人杂物；工作服的选材、式样及穿戴方式应与生产操作和空气洁净度级别要求相适应，且不得混用。无菌工作服必须包盖全部头发、胡须及脚部，并能阻留人体脱落物；洁净区仅限于该区域生产操作人员和经批准的人员进入；传染病、皮肤病患者和体表有伤口者不得从事直接接触药品的生产。

药品生产对卫生洁净程度有较高的要求，对药品生产的某些环节而言，生产操作人员本身就是污染源。因此，上述要求是防止操作人员自身对药品造成污染的基本措施。药品生产人员只有严格自觉地遵守相应规定与要求，才是道德的。否则，只为自身方便，或为自身利益等个人目的不按要求去做，都可能影响药品质量，进而影响甚至危害药品使用者的健康和生命。显然，这是不道德的行为。

验证——产品的生产工艺及关键设施、设备应按验证方案进行验证；当影响产品质量的主要因素，如工艺、质量控制方法、主要原辅料、主要生产设备等发生改变时，以及生产一定周期后，应进行再验证。验证是质量保证的重要手段，其目的是考察工艺的重现性及可靠性。只有适时进行验证工作，才能使生产过程处于稳定状态，确保药品质量。

文件——药品生产企业应有生产管理、质量管理的各项制度和记录、产品生产管理文件、产品质量管理文件。文件和记录是药品生产过程中所发生的作业与活动的指南与质量追踪依据。只有各项作业与活动都遵循统一的标准和要求，才可能实现药品质量的平稳、均一，确保药品质量；也只有各项作业与活动都有记录，才能对药品生产过程中的问题进行追踪，找出问题所在，更好地改进工作，确保药品质量。因此，对药品生产过程中的各项作业和活动应及时、如实地予以记录。这是药品生产领域职业道德的基本要求。

生产管理——每批产品应按产量和数量的物料平衡进行检查，确认无潜在质量事故方可按正常产品处理；批生产记录应字迹清晰、内容真实、数据完整，并按规定的期限保存；为防止药品污染和混淆，生产前应确认无上次生产遗留物，应防止尘埃的产生和扩散，不同产品品种、规格的生产操作不得在同一生产操作间同时进行；每批药品的每一生产阶段完成后必须由生产操作人员清场。上述规定的目的在于防止药品质量事故的发生，便于药品质量追踪，防止药品混杂或污染，以确保药品质量。

质量管理——质量管理部门应配备一定数量的质量管理和检验人员，并有与药品生产规模、品种、检验要求相适应的场所、仪器、设备。对药品进行质量管理和检验，是确保药品质量的不可或缺的重要环节。上述规定是确保药品质量的客观需要。

产品销售与收回——每批成品均应有销售记录，且销售记录应保存至药品有效期后一年；因质量原因退货和收回的药品制剂，应在质量管理部门监督下销毁。

做销售记录的目的在于便于药品质量追踪，一旦发现某批药品有质量问题，可根据销售记录追查该批药品的售出情况，并在必要时予以全部追回，以确保将已售出的有质量问题的药品所造成的危害减至最小，这是企业对产品负责、对消费者负责的道德行为。药品的使用价值集中表现于质量，药品也只有合格与不合格之分。因质量原因退货和收回的药品，是质量不合格的药品，不能像一般商品采取降价或其他处理方法再度销售，只能销毁。否则，就会危害民众。

投诉与不良反应报告——企业应建立药品不良反应监察报告制度，对用户的药品质量投诉和药品不良反应应详细记录和及时处理；对药品不良反应及药品生产出现的重大质量问题，应及时向当地药品监督管理部门报告。用户的药品质量投诉是获取药品质量反馈信息的主要途径之一。对药品不良反应及药品生产中出现的重大问题及时予以报告，可以使更多的消费者和企业免受类似的危害或损失。事实证明：仅从企业自身利益出发，对不良反应及重大质量问题隐而不报的行为是极其不道德的，也必将使企业的经济利益受到更大的损失。

自检——药品生产企业应该定期组织自检，对人员、厂房、设备、文件、生产、质量控制、药品销售、用户投诉和产品收回的处理等项目定期进行检查，以证实与 GMP 的一致性。自检是企业内部的质量审计，是防止出现药品质量问题的重要环节，应是企业确保药品质量的自觉行为。

二、药品包装的道德要求

包装，这里的包装包括直接接触药品的内包装包装物、药品包装的标签和说明书等。内包装包装物因直接与药品接触，对药品的质量有直接影响。标签和说明书因标有生产日期、有效期、药品使用说明、适应证等影响药品使用的内容，对药品正确使用有直接影响。因此，我国药品管理法律法规对包装物、标签和说明书都有明确规定，直接接触药品的内包装包装物必须经过药品监督管理部门审批并取得药包材注册证方可使用，标签和说明书作为药品审批内容一部分，必须通过国家药品监督管理部门的审批方可使用。包装已被认为是药品的重要组成部分，它具有保护药品质量，便于储存、运输和医疗使用、广告宣传等多方面的作用。药品包装质量直接关系到药品质量、药品的储运和使用，也关系到消费者对药品的感官认识、药品对消费者心理状态的影响及药品的销售。

（一）药品包装道德的意义

药品包装具有多方面的重要作用。使药品包装真正具备其应有的作用，需要相应的法律、规章、制度等的规范与约束。但法律、规章或制度等对药品包装所做的规定通常是对相关行为与活动的最基本的要求，不可能对包装行为与活动的全部内容做出规定。因此，还必须依靠道德来规范。只有这样，才能使药品包装质量在更深的层次上得到不断提高，使药品包装的应有作用得到更高标准的体现。

（二）《药品管理法》对药品包装的管理规定

我国《药品管理法》第五十三条、五十四条对药品包装的管理做出了明确的规定。

具体如下：药品包装必须适合药品质量的要求，方便储存、运输和医疗使用。发运中药材必须有包装。在每件包装上，必须注明品名、产地、日期、调出单位，并附有质量合格的标志。

药品包装必须按照规定印有或者贴有标签并附有说明书。标签或者说明书必须注明药品的通用名称、成份、规格、生产企业、批准文号、产品批号、生产日期、有效期、适应证或者功能主治、用法、用量、禁忌、不良反应和注意事项。标签、说明书中的文字应当清晰，生产日期、有效期等事项应当显著标注，容易辨识。麻醉药品、精神药品、医疗用毒性药品、放射性药品、外用药品和非处方药的标签，必须印有规定的标志。

（三）药品包装的道德要求

药品包装应具备其应有的保护药品、便于储存和运输、便于医疗单位使用等作用，同时，对药品质量不应产生任何不良影响。药品包装所附有的药品说明书应实事求是，特别是对药品的作用、临床适应症、不良反应、禁忌和注意事项应做出翔实、明确的介绍，同时，应将相应的警示语或忠告语印制在药品包装或药品使用说明书上。此外，非处方药的说明书还应通俗易懂、便于消费者自行判断和选择。任何扩大药品疗效及作用或适应症、隐瞒药品不良反应、通过包装设计夸大药品的本质、过度包装、只顾经济利益而采用劣质包装等行为都是不道德的，也多半是违法的。

药品包装应综合运用多种学科的知识，使药品包装质量在深层次上不断得到提高。例如，考虑到不同药品的诊治对象不同，药品包装应在图案、色彩等得选择方面综合考虑消费者的疾病特点和心理状态，使其有助于药品消费者的身心健康。

第四节　药品经营领域的道德

药品市场营销属于商品市场经济的范畴，是社会分工和商品生产的产物。哪里有商品生产，哪里就有市场。随着商品经济的不断发展，市场也会不断变化。由于医药商品不同于普通商品，药品因其与人的生命息息相关，医药商品有其自身的特殊性，近代社会生产力及市场经济的快速发展，使所有医药企业处在激烈的市场竞争中，致使有一些医药企业为片面追求利润最大化，置广大消费者与社会利益于不顾，严重违背了法律及道德原则。因此，研究药品营销中的道德问题，已成为社会和公众热议的重要话题。深入开展药品营销中的道德问题研究，对提高医药企业营销道德水准具有很重要的指导和规范意义。

一、药品经营质量管理的道德

随着我国市场经济不断完善，全球经济一体化进程加快，同时我国加入 WTO 后，国内市场的逐步放开，我国政府承诺有限度地逐步开放外资药品分销服务领域，这必将加剧国内药品经营市场竞争，从而对企业药品经营质量管理工作提出更高的要求，也即实施《药品经营管理规范》。

我国药品零售经营领域目前仍然存在数量多、规模小，分散经营，缺乏竞争能力和经济效益低下的状况，为使国内产品服务进入国际市场，并在激烈的国内、国际市场竞争中立于不败之地，药品经营企业则必须增强自身的素质，其主要内涵集中反映在药品质量和药品经营企业质量保证的能力方面，这一点对于紧密联系到百姓防病治病，健康保健的特殊商品——药品来说，要求就更严、更高。

制药企业要遵循市场经济道德规范，遵循合法求利、自愿、平等、公平、诚实信用等公认的商业道德。制药企业的伦理规范涉及面广，本节仅从企业整体的角度，从社会责任、产品质量、企业服务、企业员工等四方面提出药品经营企业和行业应当遵循的伦理规范。

（一）统筹兼顾，把社会效益放在首位

药品具有公共产品的性质。在社会主义市场经济条件下，作为社会的重要细胞，药品经营企业既要谋取企业利益，求得生存和发展，更要维护和增进公共利益；既要追求经济效益，更要追求社会效益；既要保证企业能够实现利益的最大化，又要维护其他市场主体的合法权益。社会公共利益与企业自身利益、社会效益与经济效益既矛盾又统一，药品经营企业要从长远利益出发，统筹兼顾，处理好两者间的关系，并坚持把社会效益放在首位。

（二）确保企业的产品和服务符合国家标准，有利于消费者身心健康

药品的特殊性决定药品经营的宗旨是：以病人为中心，为人民防病治病提供安全、有效、经济、合理的药品和药学服务，将维护患者的生命和公众健康作为最高道德行为准则，将维护正常的市场秩序作为自己的社会责任，严格遵守药品经营法律法规。药品是特殊商品，药品经营企业必须将患者的身心健康、生命安全放在首位，高品质、高标准地为社会、为他人提供优质产品和优良服务。

（三）在法律允许的范围内公平竞争，互惠互利，共同发展

药品经营企业间的竞争要符合道德原则规范。竞争是手段，不是目的，提倡公平竞争、互惠互利，共同发展。反对不正当竞争。

（四）关心职工，尊重职工，充分发挥职工的积极性和创造能力

要提倡企业文化和企业精神，以共同价值观引导企业职工与企业同甘共苦、共命运；在实现企业目标的同时，实现员工个人发展目标。在市场经济的大潮中，越来越多的成功的药品经营企业意识到企业乃至行业的道德建设是多么重要，药品行业的道德自律，不但有利于企业自身，还有利于行风端正，更有利于社会。他们要求作为企业整体、企业峰层人物、行业全体成员都应该为构建企业伦理建设的大厦贡献一分力量。

二、药品经营中的特殊道德

一般来说，医药营销中的道德的判断标准主要有两条：一是功利性，主要以行为后果来判断行为的道德合理性；二是道义性，主要从处理事物的动机来审查是否道德。由于社会和公众越来越关注医药企业的制造与销售行为，并且消费者对医药商品的期望值越来越高，医药企业在行动上的道德约束也就越来越多。医药商品经营中道德上的失误，很有可能导致负

面宣传、法律诉讼，甚至医药企业界受损等严重后果。每个医药企业、每个营销经理都应对社会责任、道德行为有自己的信条。在社会营销观念下，医药商品经营中营销经理不仅要知道什么是合法的，还应以正直、企业良知、消费者长期利益及社会环境保护长远公益事业为标准。有责任感的态度可以帮助医药营销经理处理好由于医药营销或者其他社会行为所引起的负面问题。对医药企业而言，避免不道德行为的最好方式，是建立医药企业药品营销道德规范、规章制度，此行业中的每一个成员都必须遵循的广泛原则。

（一）药品经营中的特殊道德内容

建立医药企业药品经营中的营销道德规范，应包括与供应商、分销商的关系、药品广告标准、患者服务、药品定价及一般的医药道德规范。

1. 药品经营中与药品供应商、分销商的道德内容

药品供应商是指向企业提供所需各类资源和服务的供应者。供应商与药品经营企业的关系是一种生产协作关系，二者配合密切与否，对企业营销活动的成果将会产生很大的影响，伦理道德上讲这种影响会在以下几个方面体现：

（1）供货的及时性和稳定性。现在药品市场经济中，药品市场需求千变万化，药品经营企业必须针对瞬息万变的市场及时调整计划，而这一调整又需要供应商及时提供相应资源的支持，也就是说供应商的道德底线在哪里，调整计划成功的概率就有多少，否则，计划调整就是一句空话。药品经营企业为了在时间上和连续性上保证得到适当的资源，就应该和供应商保持良好的协调关系，哪一个环节出现道德伦理上的偏失，都不能保证药品企业的正常运作。

（2）供货的质量水平。药品供应商提供的有形产品的质量，如药品的原料、辅料及包装材料等，都会直接影响药品本身的质量水平，从而影响药品的销售，甚至会影响使用者的安全。其中药品供应商提供的无形产品的质量，如配套的各种服务，尤其是在一些制药机械设备方面的提供，如果没有这些配套的服务（如安装、调试、零部件供应等），药品市场就没有保障，药品营销就会陷入被动状态。

（3）供货的价格水平。供应物资的价格水平直接影响药品的成本和利润，最终影响药品在市场上的竞争能力。这就意味着企业在营销中，应密切关注供货价格的变化趋势，特别要密切关注对构成药品关键部分的材料价格的变化，使企业应变自如，不至于措手不及，打无准备之仗。

和药品供应商一样重要的是药品分销商，其角色此时相当于药品生产商，也就是在药品的物流活动中，把握住药品的进货渠道，从正规有生产药品资质的厂家进货。药品分销商是指从药品生产企业运到购买者所在地的过程，包括药品的运输和储存中的零售商、批发商和代理商，如专业药店、综合药店、药材公司、医药公司及代理机构。因分销商处在一种十分灵活和可以随意选择的位置，当一种医药商品滞销，药商品分销商可以转向另一家医药企业进货，特别是在供大于求的市场态势下，对于一些药品经营企业而言，协调好与各个分销商的关系是重要的，所以药品经营企业在处理与药品供应商和药品分销商之间的道德关系上，应力争做到以下几个方面：

第一，应遵循“双赢原则”，即通过互惠互利的交易，双方均为胜利者，药品经营企业和分销商之间存在竞争的关系，但更应该注意的是体现合作伙伴系。任何行业上的欺诈行为

都有暴露的一天，在信息发达的今天，采用欺骗行为做事是走不远的。因此，药品经营企业应注意建立长期的稳定的合作供应链和分销链，使外部交易成本尽量降低，避免两败俱伤。

第二，要加强与供应商和分销商之间的信息沟通。企业应及时将自身的经营状况、产品调整情况、企业对供应货物的具体要求（如医药品价格、供货时间、质量标准等）与供应商进行沟通，以便协调双方的立场。同时，公平对待分销商，以求得长久的稳定的发展。由于信息背后隐藏着巨大的利益，致使一些经营者在业务活动中故意隐瞒真实情况，甚至故意发布一些有利于自身的虚假息，信息的不对称，就导致一些经营者做出违背职业道德的行为，这考验着人们的道德底线。经营者在日常业务中，会遇到各种部门，各种形形色色的人，如顾客、零售商、批发商、竞争者、广告公司等。每一方都有自己的要求目标和期望值。每一次交易都是处在考虑抉择的两难境地，是要守住道德底线还是利益至上呢？加之市场竞争越来越激烈，企业的生存问题，企业该采取哪些营销策略与措施、售前售后的服务，现有的技术能否适应市场环境和客户需求。有些经营企业，为了激发营销者的营销潜能，对营销者提出了更高要求，使他们经常背负很大的市场竞争压力。或者说，有些企业只重点考核利润指标，而不监控他们的道德底线指标，一定程度上诱发和加剧了营销人员的道德失范。

第三，要对供应商进行分类管理。企业要根据供应商所供应货物的重要程度、稀缺的程度、供应量的大小、信誉的状况，在供应商之间所处的地位，以及地理位置、交通运输状况等划分不同等级，以便重点协调，兼顾一般。对分销商、企业应结合自身药品的特点，在综合分析考虑储存和运输的费用、安全性、销售速度等因素后，选择适宜的药品实体的分销商。

第四，要提高选择供应商的自由度。企业若过分依赖一个或几个供应商，供应商任何细小的动作，都将影响企业的正常经营运作，同时，也会加大供应商对原料或药品价格的操控能力，从而增加企业的经营风险，为此，药品经营企业要建立多个供应渠道，来增加选择上的自由度，使企业始终处于一个有力的位置。提前预防总要比事后反省，对企业销售经营更有利。

总的来讲，药品经营中的特殊道德，就是不能缺失现代营销理念，如果单纯地认为药品营销就是把药品推销出去，而不去考虑环境、社会后果，就会出现很多不惜采用违背法律、违背道德规范的手段开展营销活动的现象。

药品经营企业是药品生产和使用消费之间的纽带和桥梁。由于药品是用于预防、治疗人的疾病，有目的地调节人的生理机能，并规定了适应证、用法、用量的特殊商品。严格把关，对药品这一特殊商品来讲格外重要，不仅指生产上的质量把关，在经营中处理好购进药品的质量关，也是我们日常工作中的伦理道德要求，对不合格的药品，任何环节都不得松动、姑且，使之流通到下一个环节。购进合格药品，是药品经营企业管理的首要条件。购进药品要严格遵守国家有关法律、法规，依法经营，保证药品质量，同时，在药品购进过程中不能让患者等药品，医药工作者要加强工作责任心，提前计划指标，预防脱销现象发生；加强责任心的另一方面，要求药品不能长期积压、过期、变质等。除选择合法的供货单位外，对购进药品必须建立并执行进货检查、验收制度，首先，要验明药品合格证明及其他重要标识。其次，药品经营企业严格把关，对不符合规定要求的，不得购进，不得徇私舞弊，或被金钱利益诱惑而违背伦理道德。要严格执行《药品经营质量管理规范》。

药品经营企业在处理购销的药品，必须有真实、完整的购销记录。购销记录内容应包括药品的通用名称、剂型、规格、批号、有效期、生产厂商、购（销）货单位、购（销）货数量、购销价格、购（销）货日期及经办人、负责人签名；购销记录不得随意涂改，若需涂改，必须由负责人在涂改处签字，购销记录的字迹要工整、清晰。购销记录要保存至医药产品有效期后一年。

选择合法的供货单位，需要我们药品经营企业擦亮慧眼，合法的药品生产企业，指的是必须具有当地食品药品监督管理部门核发的《药品生产企业许可证》和当地工商管理部门核发的《营业执照》及省级食品药品监督管理部门颁发的《药品生产质量管理规范认证证书》，合法的药品经营企业指的是必须具有当地食品药品监督管理部门核发的《药品经营企业许可证》和当地工商管理部门核发的《营业执照》及省级食品药品监督管理部门颁发的《药品经营质量管理规范认证证书》，即“两证一照”。在首次购货前，要查验供货单位的“两证一照”的复印件，且复印件上要有加盖的供货单位红色公章留档存查。对选择的预购进的药品要有药品合法性标识及药品的批准文号。在药品购销活动中，严禁购进没有批准文号的药品。

药品经营企业销售药品时，应当做到对药品的适应症及用法、用量和注意事项的正确宣传，并合法销售，保证药品质量，做好药品销售是药品经营企业取得经营效益和社会效益的关键工作之一。

2. 药品经营中与药品广告商的道德内容

由于医药产品的特殊性，在一定程度上要受到国家有关药品法规的限制，限定了医药广告商的行为规范，比如，药品的商品名称不能单独进行广告宣传，《中华人民共和国药品管理法》中有明文规定药品广告应当经企业所在地省、自治区、直辖市人民政府药品监督管理部门批准，并发给药品广告批准文号；未取得药品广告批准文号的，不得发布。处方药可以在国务院卫生行政部门和国务院食品药品监督管理部门共同指定的医学、药学专业刊物上介绍（只针对医师及医药工作者群体），但同时规定，处方药不得在大众传播媒介发布广告或者以其他方式进行以公众为对象的广告宣传。

《中华人民共和国药品管理法》中也规定了，药品广告的内容应当真实、合法，以国务院食品药品监督管理部门批准的药品说明书为准，严格规定了不得含有虚假内容。药品广告不得含有不科学的表示功效的语言或者保证；不得利用国家机关、医药科研单位、学术机构或者专家、学者、医师、患者的名义和形象作证明。非药品广告不得有涉及药品的宣传。

正确开展宣传药品，是每一个药品经营企业人员应具备的职业道德，我们不能为了开拓药品市场、扩大销售，而违背良心，如夸大药品的应用范围与功效，缩小药物不良反应，给人民群众带来经济与精神上的双重损失。药品宣传内容要真实可靠，不能超出药品说明书的范围，要以国家食品药品监督管理部门批准的说明书为准，恰当地介绍药品的治疗作用和不良反应、禁忌证和注意事项等。

3. 药品经营中与患者服务的道德内容

在药品经营中，为了调节药品经营者与消费者之间的行为准则关系，应制定一套正确的、具有理想性与现实性高度统一的药品经营伦理准则，提高药品经营人员的道德水准，改善服务态度、提高服务质量、保护消费者的生命安全。药品经营中，医药人员应具有高尚的道德信念和伦理行为，才能自觉抵制诱惑。

在药品经营过程中，某些药品零售人员看人下菜碟，对消费者着装很讲究的或熟悉的或有利可图的，就热情服务、不厌其烦；对普通人或不熟悉的或无利可图的，服务态度就冷淡、语言也生硬，最普遍的表现就是不搭理消费者，甚至对药品的正确使用方法、用量、注意事项、禁忌证等都不对消费者作认真解释，更有甚者与消费者发生冲突，致使消费者将药品包装中的干燥剂误服现象屡有发生。外用药不得内服要详细告知患者；有的液体制剂用时需要摇匀、口服液制剂略有沉淀属于正常现象；镇静、安定类药物服用后不得驾驶车辆和高空作业以及危险性的机器操作等；有的食物与药物可产生相互作用，要详细为患者说明；有的药物有特殊用法也应告知，比如利福平和白内停眼药水，在点眼前需将药片溶于缓冲液中，避免将药片当作口服片剂使用，造成不应有的不良反应，而且影响药品的疗效。

我国是社会主义公有制国家，人与人之间的关系是和谐、平等的关系，没有歧视。销售人员工作态度的好与坏直接反映个人素质，个人对伦理道德底线的认知，医药人员的工作合格的标准，不能用完成某项指标来衡量，也不能用患者的生命作代价的事后反省。良好的工作态度是保证患者用药安全、促进身体早日康复的重要条件，也是医药工作者在药品经营中感受自身价值实现、工作的使命感和荣誉感的重要途径。

为加强医药企业在药品营销中的合理用药上的管理，医疗机构应当向患者提供所用药品的价格清单，医疗保险定点医疗机构也同样应按规定的办法，如实公布其所常用的药品价格。让每一个有需要的老百姓在用药的同时，安全和放心地明确自己的经济利益和健康利益所在。

医药工作者应着装整齐，佩戴医药工作者徽标和标明姓名、称谓等内容的胸卡，工作中要注意言语、举止和文明礼貌，热心、耐心、平等地对待每一位患者，杜绝任何带有歧视性或其他不礼貌、不道德的行为发生。工作中还应当尊重患者隐私，不许无故泄漏任何患者的个人隐私。不可以随意拒绝为患者调配处方、提供药品或药学服务。要满腔热忱地面对患者的用药咨询需求，提供更加专业的、真实的、准确的、全面的药学信息服务，杜绝在药学专业服务中欺骗患者，如涉及药学的项目、内容、费用等方面。

4. 药品经营中与药品定价的道德内容

药品经营企业是药品定价的主体，从药品经营企业角度研究定价策略中的伦理问题，可以分为两大类：一类是妨碍药品公平竞争的定价策略，即药品经营企业的定价行为破坏了药品市场上正常的竞争环境，这种行为在各个国家都是法律上严令禁止的。比如串谋定价、歧视性定价、掠夺性定价。这种定价策略是建立在损害其他医药经营者的利益之上，破坏了医药市场在大环境下的合理、公平竞争，不但危害本医药企业的发展，也制约和扰乱了整个医药市场环境，给国家和社会都带来危害。另一类是误导医药消费的定价策略，主要针对的是医药企业的定价行为对患者及潜在的消费者的影响，比如医药价格上的欺诈或误导性定价、暴利价格等。

误导医药消费的定价策略，扰乱了患者及潜在的消费者对药品价格的认知，使患者及潜在的消费者在不知情情况下，利益受到损失，同时，还耽误和延缓了最佳治疗时间。所以，保护医药价格正当竞争和保护患者及潜在的消费者权益，是探讨药品定价中的伦理问题的两个原则性标准。依照《中华人民共和国价格法》规定的定价原则，依法实行政府定价、政府指导价的药品，政府价格主管部门应当依据社会平均成本、市场供求状况和社会承受能力，合理制定和调整价格，做到质价相符，消除虚高价格，保护患者的正当利益。

药品的生产企业、经营企业和医疗机构必须严格执行政府定价、政府指导价，不得以任何形式擅自提高价格。药品生产企业也应当依法向政府价格主管部门如实提供药品的生产经营成本，不得拒报、虚报、瞒报。药品的生产企业、经营企业和医疗机构对依法实行市场调节价的药品还应当按照公平、合理和诚实信用、质价相符的原则制定价格，为用药者提供价格合理的药品。

药品的生产企业、经营企业和医疗机构，应当遵守国务院价格主管部门关于药价管理的规定，制定和标明药品零售价格，禁止暴利和损害患者利益的价格欺诈行为。还规定了药品生产企业、经营企业、医疗机构，应主动依法向政府价格主管部门提供其药品的实际购销价格和购销数量等资料。从医药市场经济环境上看，我国医药市场经济起步较晚，与医药市场经济发展相协调的各种配套体系也不十分成熟，规范各医药企业经营行为的各项法律法规都不完善，有的也是在摸索中前行，可以说，是医药市场教会了人们的营销理念，是医患纠纷的频繁出现，催生出医药定价市场伦理问题。

例如，医药信息市场发展，而药品不良反应的监测、医药价格信息相对滞后，患者及潜在的消费者在收集信息、评价商品时处于信息劣势；法律体系建设不配套、不完善，尚未制定反价格垄断、反价格欺诈等方面的单项规范；不少法规对非道德定价行为的打击力度不够，导致在药品定价活动中缺乏长远的发展眼光，见利忘义，采用不正当手段谋取非法利益的不道德现象发生；医药经营企业所付出的市场代价过低，如对其责任人及单位处罚过轻，让不良医药企业还有生存的资本，去继续欺骗患者及潜在的消费者。国家政府价格管理监督机制部门也要加强自身的道德建设，不能徇私舞弊，目前价格监督还未普遍形成一个公开、公平、公正的价格环境，还没有灵敏有效的调节机制，从而给非道德定价的滋生蔓延以可乘之机。

（二）药品商标注册的使用

药品商标注册成功后，商标注册人依法享有商标专用权，其专用权以核准注册的商标和核准使用的商品为限。药品商标注册人使用其商标，还须遵守药品管理部门的有关规定。

（三）药品注册商标的保护

药品商标注册成功后，商标注册人的商标专用权受法律保护，任何人未经其许可，在同一种商品或者类似商品上，使用与其注册商标相同或者近似的商标或者销售侵权商标的，或者伪造、擅自制造其注册商标标识或者销售伪造、擅自制造的注册商标标识的，或者未经其同意更换其注册商标并将该更换的商品投入市场的，或者给其注册商标造成其他损害的均侵犯了商标注册人的商标专用权。

药品商标专用权保护的例外，即药品商标注册人不能阻止他人正当使用与注册商标相同的字样。何为正当使用？《中华人民共和国商标法》第五十九条规定："注册商标中含有的本商品的通用名称、图形、型号，或者直接表示商品的质量、主要原料、功能、用途、重量、数量及其他特点，或者含有地名，注册商标专用权人无权禁止他人正当使用。"

（四）建立减少药品名称和药品商标冲突的协调机制

药品名称和药品商标分属《中华人民共和国药品管理法》和《中华人民共和国商标法》，调整两者在权利形成和权利保护的立法和司法实践中存在冲突、竞合、重复管制等现象。一些药品商标注册人在进行商标维权过程中，经常遇到注册商标专用权和药品名称冲突的情况，致使此类案件难以得到及时处理。

药品名称包括药品商品名称和药品通用名称，药品名称与药品商标的冲突包括药品商品名称和药品商标的冲突及药品通用名称和药品商标的冲突。第一种情况容易解决，药品商品名称在商标法意义上被称为药品商标，可以按照《商标法》的有关规定来办理。第二种情况比较复杂，药品通用名称和药品商标都属于通过法定程序确认的权利或者使用利益，涉及国家药品管理局和国家商标局互不隶属的两个国家机关，冲突的具体表现形式为：一是将他人在先的药品通用名称注册为商标，二是将他人在先的注册商标认定为药品通用名称。就前者而言，《商标法》已经规定了救济途径，即可以通过商标争议程序，撤销注册不当的商标。

三、药品零售店药师道德规范

在零售药店，药师与购药者是面对面沟通的。“诚信”原则对药师就显得非常重要，要求零售药店的药师作为道德行为的主体，应当以一定的、约定俗成的程序方式来表现出律己、尊重他人的药品销售道德。零售药店的药师，每天、每时售出的每一粒药品都维系着终端的服药者的健康与生命，所以零售药店的药师要时刻牢记“人的生命是最宝贵的”这一生命伦理观念。“一心赴救”是中国古代药物学家孙思邈对我们提出的宝贵的道德思想，现代药师可以理解为最大程度地满足购药者的需要，平等地对待每一位购药者，出售药品时，应主动询问购药者病情，解答用药咨询时的态度应真诚、可信、文明礼貌，而不是无动于衷、面无表情地把药品推销出去就完成任务。生活中“小胜凭智，大胜靠德”。孔子曾说：“不学礼无以立，人无礼则不生，事无礼则不成，国无礼则不宁。”养成良好的伦理道德习惯，给人以尊重、友好的工作习惯做法，是每一个医药工作者良好的个人素质的体现，也是社会公德的反映，体现一个人乃至一个国家整体的素质水平。药师的伦理道德规范在医药行业乃至社会经济发展进程中都起着“准法律”的作用。

医药营销的主要终端市场表现为两个方面，即医院药房营销和零售药店营销。医院药房营销主要是通过医药代表和医院内医学专家、医师们的沟通和相互信息的交流，使药品能顺利地进入医院流通，更好地为广大患者消除病痛。零售药店营销主要是通过与店员的沟通和拜访，选择灵活、有效的商业促销手段，使药品迅速、全面地进入市场化，给社会大众带来健康福音。其中，医药代表是制药公司或销售公司聘用的向医院的医务人员、医院药房推销自己药品的人员，“诚信”原则一样重要，要求医药代表应当受过良好的教育与培训，拥有足够的相关医药知识，懂得药事管理与法规的内容，并且能够全面了解所推销的药品信息，保证所推销的每一粒药品都是安全可靠的，都是符合国家质量标准的。医药代表的一言一行对其所聘用的医药公司负责。医药代表酬劳的主要部分不应与他们的销售业绩挂钩，如果医药代表只注重销售业绩，在实际销售过程中就会诱导、诱惑医生或药师，或以经济利益或物质利益诱使医生开不合理的处方及药师不负责的审方。应以诚实可信、质量优良、安全有效的医药产品去展开服务工作，并以积极推进、召开药品宣传座谈会的形式，以传递、表达、宣传准确的药品信息为目的，加强与医生及药师之间的联系，任何会议赞助不得以药品促销为附加条件。对所提供的药品信息必须合法、准确、可信，促销宣传资料应有科学依据，经得起检验，没有误导或不真实语言，也不会导致药品的不正确使用。

（一）零售药房药师的职责

药师是医疗保健团队中的重要成员，是指导合理用药的终端，肩负着保证用药安全的重要使命，所以药师有责任和义务通过实施药学服务确保患者合理用药，减少药品不良反应和药源性疾病的发生率，保障公众健康和提高公众的生命质量。以患者为中心的药学服务，已成为全球药师共同追求的目标，实施全程化的药学服务是全体药师共同的责任，全体药师向患者提供符合伦理和执业标准的药学服务是适应时代、社会和经济发展的必然趋势。经过多年的药学服务实践活动，执业药师的职业观念也已经悄然发生了根本性变化，由过去单一关注药物的调配、供应，转化为现在的以人为本，直接面对患者和潜在的消费者。尤其作为零售药店的执业药师，更应要求把药师的全部活动建立在以患者为中心基础上，主动服务、关心或关怀、保障患者用药的安全、经济、有效、合理、方便。最大程度上满足或改善、提高患者身心健康为目标。

零售药房的执业药师，工作岗位不同于医药生产、经营岗位及医疗机构的药剂科岗位，面临的是一个新的工作挑战，零售药房的执业药师在具体实施药学标准服务过程中，药学服务要求执业药师用自己独有的专业知识和技巧来保证药物的使用获得最佳效果，是高度专业化的服务过程。在具体的工作中，受下列因素的影响：

1. 药师因素

因工作责任心不强，行为不规范，在调剂药品过程中发生错误引起纠纷；因服务态度不端正，工作方法不得当引起纠纷；因业务技能不精湛，对患者提出的问题不能正确解答，患者的知情权得不到满足引起纠纷。

2. 患者因素

患者素质良莠不齐，往往维权过度，一旦自身利益或不合理要求得不到满足就发牢骚或投诉而引起纠纷。如取药高峰时患者退药，要求窗口药学人员立即办理，不肯耐心等候；患者重医轻药，过于依赖医生，面对药师的合理建议不能正确理解。

在加强沟通协调、建立良好药患关系上做文章。药师与患者的纠纷，有时虽然表现在药房，但引起纠纷的原因可能是多方面的。取药是患者就医的最后一个环节，自然也就有可能成为患者宣泄不满的地方。要建立多种形式的药患沟通渠道，及时向患者及其家属普及必要的药学知识，扩大患者的知情范围，针对某些疾病，应准许患者在用药方面一定范围内的选择权。药师要多与其他医务人员交流，减少和防止差错处方的发生，减少患者的怨气。要提高与患者的交流技巧。有的药患纠纷责任在患者，表现在患者自身利益与国家有关法规相矛盾。如国家对毒性药品、麻醉药品、精神药品的特殊管理规定等引起不满，在个人要求得不到满足时，有的患者就迁怒于药师。对于这种情况，药师首先要从自我做起，增强服务意识，提高交流技巧，尽力满足患者合理要求，在服务中处处体现以人为本的服务宗旨。同时，要加强国家有关药品管理法规的宣传，使患者了解自己的权利和义务，更好地配合药师的工作，建立良好的药患关系。

建立良好的药患沟通制度，对加强药患沟通、增进药患理解、构建和谐的药患关系具有重要意义，也是减少药患纠纷的有效途径。药剂人员要在提高沟通技巧上下工夫，通过有效的沟通，拉近与患者的距离，使患者认识到药师的作用，并通过自己卓有成效的专业服务，取得患者的信赖和合作。随着医学模式的转变，药师与患者之间建立了新型的关系，药师的职责范围进一步扩大，承载的责任越来越艰巨。因此，在药学服务的全过程中，药师都应始终坚持“以病人为中心，以质量为核心，服务至上”的原则，减少或防止药患纠纷的发生。

国家食品药品监督管理部门进一步加强执业药师继续教育、加强执业药师自身素质建设。目前，执业药师继续教育已经成为我国药学教育和职业教育中颇具影响的教育体系，有效地促进了执业药师的药学服务意识不断增强，素质与能力逐步提升。以更好地为人民服务，保障药品质量负责，保证人民用药安全、有效。

（二）执业药师的工作职责

1. 救死扶伤，不辱使命

执业药师应当将患者及公众的身心健康和生命安全放在首位，以专业知识、技能和良知，尽心、尽职、尽责为患者及公众提供药品和药学服务。

2. 尊重患者，平等相待

执业药师应当尊重患者或消费者的价值观、知情权、自主权、隐私权，对待患者或消费者应不分年龄、性别、民族、信仰、职业、地位、贫富，一视同仁。

3. 依法执业，质量第一

执业药师应当遵守药品管理法律、法规，恪守职业道德，依法独立执业，确保药品质量和药学服务质量，科学指导用药，保证公众用药安全、有效、经济、适当。

4. 进德修业，珍视声誉

执业药师应当不断学习新知识、新技术，加强道德修养，提高专业水平和执业能力；知荣明耻，正直清廉，自觉抵制不道德行为和违法行为，努力维护职业声誉。

5. 尊重同仁，密切协作

执业药师应当与同仁和医护人员相互理解，相互信任，以诚相待，密切配合，建立和谐的工作关系，共同为医药事业的发展和人类的健康奉献力量。

附：中国执业药师职业道德准则适用指导

第一章　总则

第一条　为便于贯彻实施《中国执业药师职业道德准则》，规范执业药师的执业行为，特制定《中国执业药师职业道德准则适用指导》（以下简称《指导》）。

第二条　本《指导》适用于中国境内的执业药师，包括依法暂时代为履行执业药师职责的其他药学技术人员。

第三条　执业药师在执业过程中应当接受各级卫生行政部门及药品监督管理部门、执业药师协会和社会公众的监督。

第二章　救死扶伤，不辱使命

第四条　执业药师应当以维护患者和公众的生命安全和健康利益为最高行为准则，以自己的专业知识、技能和良知，尽心、尽职、尽责为患者及公众服务。

第五条　执业药师应当以救死扶伤，实行人道主义为己任，时刻为患者着想，竭尽全力为患者解除病痛。

第六条　在患者和公众生命安全存在危险的紧急情况下，为了患者及公众的利益，执业药师应当提供必要的药学服务和救助措施。

第七条　执业药师应当树立敬业精神，遵守职业道德，全面履行自己的职责，为患者及公众提供高质量的药品和药学服务。

第三章　尊重患者，平等相待

第八条　执业药师应当按规定着装，佩戴全国统一的执业药师徽记和标明其姓名和执业药师称谓等内容的胸卡，同时，《执业药师注册证》应当悬挂在所执业的药店或药房中醒目、易见的地方。

第九条　执业药师应当言语、举止文明礼貌，热心、耐心、平等对待患者，不得有任何歧视性或其他不道德的行为。

第十条　执业药师应当尊重患者隐私，对在执业过程中知晓的患者隐私，不得无故泄漏。

第十一条　在执业过程中，除非确有正当合法的理由，执业药师不得拒绝为患者调配处方、提供药品或药学服务。

第十二条　执业药师应当满足患者的用药咨询需求，提供专业、真实、准确、全面的药学信息，不得在药学专业服务的项目、内容、费用等方面欺骗患者。

第四章　依法执业，质量第一

第十三条　执业药师应当遵守药品管理法律、法规，恪守中国执业药师职业道德准则，依法独立执业，认真履行职责，科学指导用药，确保药品质量和药学服务质量，保证公众用药安全、有效、经济、适当。

第十四条　执业药师应当按规定进行注册，参加继续教育，并依法执行药学服务业务。

第十五条　执业药师应当在合法的药品零售企业、医疗机构从事合法的药学技术业务活动，不得在执业场所以外从事经营性药品零售业务。

第十六条　执业药师不得将自己的《执业药师资格证书》、《执业药师注册证》、徽记、胸卡交于其他人或机构使用；不得在药品零售企业、医疗机构只挂名而不现场执业；不得同意或授意他人使用自己的名义向公众推销药品或提供药学服务。

第十七条　执业药师应当在职在岗，不得同时在两个或两个以上执业范围和执业地区执业。暂时离开执业场所并没有其他执业药师替代时，应当有执业药师暂时离开、暂停关键药学服务业务的告示。

第十八条　执业药师应当了解药品的性质、功能与主治和适应证、作用机理、不良反应、禁忌、药物相互作用、储藏条件及注意事项。

第十九条　执业药师应当向患者准确解释药品说明书，注重对药品使用禁忌、不良反应、注意事项和使用方法的解释说明，并详尽回答患者的用药疑问。

第二十条　执业药师应当客观地告知患者使用药品可能出现的不良反应，不得夸大药品的疗效，也不得故意对可能出现的用药风险做不恰当的表述或做虚假承诺。

第二十一条　执业药师应当凭医师处方调配、销售处方药，应对医师处方进行审核，确认处方的合法性与合理性，并签字后依据处方正确调配、销售药品。对处方不得擅自超越法律授权更改或代用。对有配伍、使用禁忌或超剂量的处方，应当拒绝调配、销售，必要时，经处方医师更正或者重新签字，方可调配、销售。

第二十二条 执业药师应当对患者正确使用处方药、选购和使用甲类非处方药提供用药指导；对于患者提出的乙类非处方药选择、使用等问题，以及其他有关药品和健康方面的问题，应当给予热情、耐心、准确、完整的解答。

第二十三条 对于病因不明或用药后可能掩盖病情、延误治疗或加重病情的患者，执业药师应向其提出寻求医师诊断、治疗的建议。

第二十四条 对于儿童、孕妇、老人等特殊人群使用的药品，或者具有禁忌、严重不良反应或服用不当可能影响疗效甚至危及患者健康和生命安全的药品，在交付药品时，执业药师应当要求患者严格按照药品使用说明书的规定使用药品，并给予明确的口头提醒。对于国家特殊管理的药品，执业药师应当自觉严格遵守相关法律、法规的规定。

第二十五条 执业药师应当管理所执业机构的药品质量和药学服务质量，依法组织制定、修订并监督实施能够有效保证药品质量和药学服务质量的管理规章和制度。

第二十六条 执业药师应当依法购进、贮藏药品，保证药品购进渠道、储藏条件合法，保证购进、储藏药品的质量。

第二十七条 执业药师不得调配、推销、分发质量不合格、不符合购进药品验收规定或过期、回收的药品给患者。

第二十八条 执业药师不应当接受自己不能办理的药学业务，但在紧急情况下，为了患者及公众的利益必须提供的药学服务和救助措施除外。

第二十九条 执业药师因执业过错给所在执业单位造成损失的，应当依法承担相应的责任。

第三十条 执业药师应当谨慎保管配药记录，保证其不丢失或毁损，便于查阅。

第三十一条 执业药师应当恪守独立执业、履行职责的原则，拒绝任何明显危害患者生命安全或身体健康、违反法律或社会伦理道德的购药要求。

第三十二条 执业药师应当指导、监督和管理其药学技术助理或药学实习生的处方药调配、销售或服务过程，对药学服务质量负责。对于不正确的处方药调配、销售或服务，执业药师应予以纠正。

第三十三条 执业药师应当关注药品不良反应并注意收集药品不良反应信息，自觉严格执行药品不良反应报告制度。

第五章　进德修业，珍视声誉

第三十四条 执业药师应当积极参加执业药师自律组织举办的有益于职业发展的活动，珍视和维护职业声誉，模范遵守社会公德，提高职业道德水准。

第三十五条 执业药师应当积极主动接受继续教育，不断完善和扩充专业知识，关注与执业活动相关的法律法规的变化，以不断提高执业水平。

第三十六条 执业药师应当积极参加社会公益活动，深入社区和乡村为城乡居民提供广泛的药品和药学服务，大力宣传和普及安全用药知识和保健知识。

第三十七条　执业药师应当遵守行业竞争规范，公平竞争，自觉维护执业秩序，维护执业药师的职业荣誉和社会形象。执业药师不得有下列行为：以贬低同行的专业能力和水平等方式招揽业务；以提供或承诺提供回扣等方式承揽业务；利用新闻媒介或其他手段提供虚假信息或夸大自己的专业能力；在胸卡上印有各种学术、学历、职称、社会职务以及所获荣誉等；私自收取回扣、礼物等不正当收入。

第三十八条　执业药师不得并抵制采用有奖销售、附赠药品或礼品销售等销售方式向公众促销药品，干扰、误导购药者的购药行为。不得以牟取自身利益或所在执业单位及其他单位的利益为目的，利用自己的职业声誉和影响以任何形式向公众进行误导性或欺骗性的药品及药学、医疗服务宣传和推荐。

第三十九条　执业药师在执业过程中不得饮酒，在面对面提供药学服务的过程中不得有吸烟、饮食及其他与所提供药学服务无关的行为。

第四十条　执业药师应当对涉及药学领域内任何成员的不道德或不诚实的行为，以及败坏职业荣誉的行为进行揭露和抵制。

第四十一条　执业药师不得与药品生产、经营企业及其业务人员、医疗机构及其医师、护理人员等执业相关人员共谋不合法利益，不得利用执业药师身份开展或参与不合法的商业活动。

第六章　尊重同仁，密切协作

第四十二条　执业药师应当尊重同行，同业互助，公平竞争，共同提高执业水平，不应诋毁、损害其他执业药师的威信和声誉。

第四十三条　执业药师应当加强与医护人员、患者之间的联系，保持良好的沟通、交流与合作，积极参与用药方案的制订、修订过程，提供专业、负责的药学支持。

第四十四条　执业药师应当与医护人员相互理解，以诚相待，密切配合，建立和谐的工作关系。发生责任事故时应分清自己的责任，不得相互推诿。

附：国家药监局关于规范药品零售企业配备使用执业药师的通知

国药监药管〔2020〕25 号

各省、自治区、直辖市药品监督管理局，新疆生产建设兵团药品监督管理局：

执业药师是开展药品质量管理和提供药学服务的专业力量，是合理用药的重要保障。近年来，国家药监局不断加强执业药师制度建设和队伍建设，持续推动执业药师配备使用，积极发挥执业药师在保障公众用药安全有效方面的重要作用。但是，目前执业药师队伍发展不平衡、不充分，部分地区药品零售企业执业药师配备不到位的问题还比较突出。根据新修订的《中华人民共和国药品管理法》（以下简称《药品管理法》）有关规定，为规范执业药师配备使用，现将有关要求通知如下：

一、坚持执业药师配备政策，稳步提高配备水平

药品零售企业按规定配备执业药师是维护公众用药安全的基本要求，也是实现“健康中国”战略、促进行业高质量发展的现实需要。《药品管理法》规定，从事药品经营活动应当有依法经过资格认定的药师或者其他药学技术人员。药品经营领域依法经过资格认定的药师是指执业药师，依法经过资格认定的其他药学技术人员包括卫生（药）系列职称（含药士、药师、主管药师、副主任药师、主任药师）、从业药师等。要坚持和完善执业药师职业资格准入制度，坚持药品经营企业执业药师依法配备使用要求。原则上，经营处方药、甲类非处方药的药品零售企业，应当配备执业药师；只经营乙类非处方药的药品零售企业，应当配备经过药品监督管理部门组织考核合格的业务人员。

针对当前部分地区执业药师不够用、配备难的实际情况，省级药品监督管理部门在不降低现有执业药师整体配备比例前提下，可制定实施差异化配备使用执业药师的政策，并设置过渡期。过渡期内，对于执业药师存在明显缺口的地区，允许药品零售企业配备使用其他药学技术人员承担执业药师职责，过渡期不超过 2025 年。

二、细化落实执业药师配备要求，强化监督检查责任落实

省级药品监督管理部门要根据行政区域内执业药师和药学技术人员队伍实际情况，结合经营品种、经营规模、地域差异以及药品安全风险等因素，制定具体实施方案，分阶段、分区域推进执业药师配备使用，稳步提升药品零售企业执业药师配备使用比例。省级药品监督管理部门制定的差异化配备使用执业药师过渡政策和实施方案应当及时向社会公开，并做好宣传引导工作。

过渡期内，各市县负责药品监管的部门要加强对行政区域内药学技术人员的管理，对药品零售企业按规定配备药学技术人员的情况进行登记，建立相关信息档案。要落实“四个最严”要求，对新开办药品零售企业严格审核把关；加强对执业药师（或药学技术人员）配备和在岗执业情况的监督检查，督促其尽职履责。对于不按规定配备且整改不到位的药品零售企业，应当依法查处，并采取暂停处方药销售等行政处理措施。对查实的“挂证”执业药师要录入全国执业药师注册管理信息系统、撤销其注册证书并坚决予以曝光；还要将“挂证”执业药师纳入信用管理“黑名单”，实施多部门联合惩戒。

三、切实发挥执业药师作用，持续加强队伍建设

药品零售企业执业药师应当负责本企业药品质量管理，督促执行药品管理相关的法律法规及规范；负责处方审核和监督调配，向公众提供合理用药指导和咨询服务；负责收集反馈药品不良反应信息等药学工作。药品零售企业要严格执行《药品管理法》有关规定，在坚持执业药师配备原则的同时，更要充分发挥执业药师的作用。

各地要高度重视执业药师队伍建设，制定相关政策引导药学技术人才积极参加执业药师资格考试，逐年提升本行政区域内执业药师的配备使用比例；要规范执业药师继续教育，促进执业药师持续更新专业知识，更好地发挥作用；要探索建立多部门政策联动机制，促进执业药师配备使用和执业药师队伍健康发展。

本通知自 2021 年 1 月 1 日起实施。此前关于药品零售企业执业药师配备使用要求与本通知不一致的，按本通知执行。

第五节　医院药学领域的道德

在医疗体制改革的新形势下，医院药学领域的伦理要求必将成为药学领域中重要的一门学科。来医院就诊的病人绝大多数要通过药物治疗才能恢复健康，因此，医院药学领域发展的好与坏，直接关系到广大人民群众的身体健康，关系到人民群众的切身利益，关系到病人能否安全有效地用药，关系到医院工作能否顺利进行。提出医院药学领域的伦理要求标准尤为重要，已成为社会公众关注的热点话题。

一、医院制剂中的道德

医院药学领域的工作是医院整体工作的一个重要组成部分。药剂工作的状况如何，不仅取决于医院药学领域工作者的技术水平，同时也取决于他们的工作态度及道德水平。因此，对医院药学从业人员职业道德问题进行探讨，加强医院药学从业人员职业道德教育是十分必要的。医院药学从业人员职业道德是医院药学从业人员在工作中应遵循的行为规范，包括医院药学从业人员职业道德的要求、特点、规范及发挥作用的形式等。医院药学从业人员职业道德大体上与其他职业道德一样，不仅要受一定时期社会公德的制约，同时又要反映出本行业的职业特点，是大的社会公德在医院药学行业的具体细化过程。

（一）医院药学的任务

医院药学从业人员职业道德的基本要求是树立全心全意为人民服务的思想，严格贯策执行国家关于医院药学领域管理方面的法律法规，有认真负责的科学态度，忠于职守，为人民的健康事业服务。所以，医院药学的任务是：①进行药品疗效监测，实施个体化给药方案，减少药源性疾病；②进行药品利用率等药物流行病学研究，提升群体用药合理性，尤其是防止抗生素的滥用；③深入开展临床药学，为医生合理处方提供药学建议；④直接面向患者，为住院病人实施单位剂量给药；⑤为病人提供药物治疗清单，设计尽可能降低病人治疗费用的给药方案，减轻病人的经济负担；⑥监测药品的不良反应。

（二）医院药学从业人员职业道德的基本特点

医院药学从业人员职业道德的基本特点具有广泛的社会性、科学性，独特的行业性及协作性，具体有以下几个基本特点。

1. 医院药学与临床医学的紧密结合

医院药学从业人员的职业道德直接关系到患者用药安全和生命安危，关系到医院药学事业的发展和医院整体医疗质量的提高。古人云“无德不成医”，传统医药道德历经千年发展到今天的现代医药道德，其“救死扶伤，服务于民”的宗旨始终没有改变。作为医院药学从业人员，一直受到社会上其他道德的影响，不能独善其身、独立于整个社会道德之上，一旦丧失了伦理道德，就会伴随着生命的沉浮，其后果是不敢想象的。所以，医院药学从业人员行为规范，始终围绕着药剂工作的各个环节和各个方面。药品不同于一般商品，因为它与人的生命健康及安危紧密相连，医院药学从业人员能否把所学到的科学知识运用到实际工作中，设身处地为患者着想，能否做一名道德高尚的医院药学从业人员，注重自身医患关系，把职业道德建设作为本行业的首要工作，是关系到医院药学能否健康发展的重要问题。如今，随着医疗体制改革的推进，今后医院的临床药学工作者将深入临床一线，与患者直接接触、对话，对临床医师的处方进行审核，对药物治疗方案、用药合理性、出现的药物不良反应直接提供建议和意见。这对临床药学工作者的知识结构、工作职责、行为规范都将提出新的要求。

2. 医院药学从业人员与患者关系的协调性

医院药学从业人员，需要树立良好的医药道德，要感到自己所从事的职业是光荣的、重要的，明白自己在工作中的一举一动、一言一行，都和病人的安危和健康有关，对病人承担着道德上的责任和义务。现实中，多数患者常年接触到的医院药学从业人员，只是远远地透过门诊药房的小窗口，没有什么过多的语言交流，即便患者有疑问，得到的也是一脸不耐烦的怒答，很难正常沟通。目前，我国临床药师十分匮乏，我们大多数人看到的都是药房药师。这也是今后一定要加大力度培养临床药师的目标之一：保障每几名患者能由一名临床药师亲自关爱、指点。在能保障医院临床药师供应的基础上，今后的临床药学工作者将直接面对患者，直接提供用药须知、用药咨询，提高患者用药的安全性、依从性等。其中，注重协调医患关系是加强医院管理不可缺少的重要环节。

完善医院药剂科各项规章制度，是对医院药学从业人员进行管理的重要手段，而规章制度的贯彻执行，也要靠良好的医药道德来保证。良好的医药道德是药学从业人员抵制不正之风的强大精神力量，是抵制金钱腐蚀、防止商品交易侵入医院药学人员精神生活的有力武器。医院药学从业人员必须不断加强职业风险控制，提高风险防范意识，在“以病人为中心”的药学服务模式下，“实现病人利益最大化”将是最高服务准则，医院药学从业人员的临床药学工作，必须更趋于人性化的服务特性。病人不仅仅是需要救治的服务对象，在治疗过程中，病人个体的合法权利也要予以尊重。任何医院药学从业人员主观的“故意”或“过失”都是对病人造成损害的侵权行为，都有可能激起纠纷，甚或导致对医疗机构的诉讼。大量的诉讼纠纷又会阻碍医院临床药学的发展，并对临床药学服务的管理造成危机。

所以，在未来药学发展的道路上，要进行职业风险控制，建立纠纷风险预警系统，这对临床药学服务中纠纷风险的识别和控制至关重要。医院可通过定期或不定期地开展临床巡查，负责对全院的药疗纠纷予以记录、汇总，找出院方的责任因素，明确责任到人，确定责任完成时间及指标，改进服务环境中的各种“软件”“硬件”缺陷，使临床药学服务趋于完善。对药疗事故、差错和意外的报告，是临床药学服务安全保障体系的重要组成部分，是控制风险的有效措施。医院应根据事故、差错或意外的发生，随时召开报告会，讨论造成事故、差错或意外的原因是偶然的、不可预见的，还是临床药学服务的基础环境、设施或人员配置存在不足。报告会应充分发扬民主作风，既要畅所欲言，又要务求实效。

【实例 6-1】有一位不识字的老人，胃部不舒服，到医院看病，经执业医师诊治开方后，到医院药房划价交款取药。老人回家后吃药时发现瓶内除压片外还有一小袋小包装，于是剪开一并吞服，造成胃痛加剧难耐。老人再次赶往医院，经医生仔细询问，得知是因为老人不识字，把一小袋干燥剂和药品一起服下……

案例分析：医院药学从业人员在法律上不存在什么过错，但在自身道德伦理上存在缺陷。如果医院药学从业人员在把药品交到患者手中之时，能多与患者沟通几句，如一次几片、一天几次、饭前还是饭后、干燥剂一类的不能服用等等，就会避免此类伤害事件发生。如果每个医院药学从业人员都能多一些责任心，就会少一些事故发生。

（三）医院药学的伦理特征

医院药学处于药品使用环节，它与药品研制、药品生产、药品经营领域的道德有许多共性，在药品的特殊性、基本的药学道德原则、药学人员行为规范方面是一脉相承的。但由于医院药学的特点，还产生了一些特殊的伦理要求与道德关系。医院药学是临床医学的重要组成部分，它具有医学伦理学的特征。与医德一样，它以维护人类健康利益作为药师道德的善恶评价标准；它按医德的要求，调整药学从业人员与服务对象之间、药学人员之间，以及与社会的相互关系。医院药学人员与医生、护士具有共同的医德规范，要求医院药学从业人员热爱本专业，对本职工作一丝不苟、精益求精、认真负责，仪表端庄整洁，用语文明，行为规范，清正廉洁，真诚可信，对病人一视同仁，慎言守密，同事间团结协作、共求发展。

（四）医院药学从业人员的伦理要求

注重药品的质量，保证用药安全可靠及有效，是对医院制剂科从业人员的基本伦理要求之一，也是国家食品药品监督管理局对医院制剂室从业人员进行管理的基本原则。《医院机构制剂配制监督管理办法（试行）》中规定，医院进行调剂、制剂必须具备相应的洁净级别的厂房与设施：医院制剂室各工作间应按制剂工序和空气洁净度级别要求合理布局，一般区和洁净区要分开；配制、分装与贴标签、包装分开；内服制剂与外用制剂分开；无菌制剂与其他制剂分开。

【实例 6-2】某医院制剂室将规格为 10 毫升的标签贴到规格为 20 毫升的瓶上，使用过程中被住院患者发现。

案例分析：医院制剂室包装时，清场、取付包装标签责任人、质检人员等有好几个质量把关点，他们都没有尽到责任。给患者用药的剂量是人命关天的大事，所幸国家食品药品监督管理局严格规定医院制剂室配制的制剂仅供本医院使用，不得在市场流通，否则若发现不及时后果不堪设想。

医院制剂室洁净室（区）是指需要对尘粒及微生物数量进行控制的房间（区域），其建筑结构、装备及其使用，均具有减少该区域内污染源介入、产生和滞留的功能。洁净室（区）应维持一定的正压，并送入一定比例的新风。一般区是指洁净室（区）之外，符合卫生要求，但未规定有空气洁净度级别要求的区域。

医院制剂室从业人员对中药材的前处理、提取、浓缩等要求与正规药品生产企业的洁净级别相当，而且操作过程中必须与其后续工序严格分开，并设有有效的防尘、除尘、排风设施，以预防粉尘爆燃事故的发生。

1. 医院进行调剂、制剂等药学活动必须设有相应的机构及药学从业人员

（1）医院制剂室主要负责人对《医疗机构制剂配制质量管理规范》的实施及制剂的质量负全责，并严格执行《医疗机构制剂配制质量管理规范》。工作中每一个岗位交接一旦出现差错，后果都是不堪设想的。医院制剂室的主要负责人应定期检查指导药学各科室人员的执行情况。

（2）医院调剂、制剂应设有相应的制剂室、药检室和质量管理组织。机构负责人与相应药学岗位从业人员的职责应明确，白纸黑字的规章制度应摆放在明显的位置上，并在关键岗位配备相应数量具有相应素质的药学专业技术人员。质量管理组织是指医疗机构为加强制剂

质量管理而由药剂部门及制剂室、药检室负责人共同组成的质量管理小组，主要的任务就是加强药品用药安全性及监督管理作用。

（3）制剂室和药检室的负责人应具有大专以上药学或相关专业学历，具有相应管理的实践经验，有对工作中出现的问题做出正确判断和处理的能力。制剂室和药检室的负责人不得互相兼任，应起到互相监控、监督的作用。

①医院在进行调剂、制剂时，对制水设备的要求：纯化水、注射用水的制备、储存和分配，应能防止微生物的滋生和污染。储罐和输送管道所用材料应无毒、耐腐蚀，管道的设计和安装应避免死角、盲管。工艺用水指制剂配制工艺中使用的水，包括饮用水、纯化水、注射用水。纯化水指以蒸馏法、离子交换法、反渗透法或其他适宜的方法制得的供药用的水，不含任何附加剂。

②医院在进行调剂、制剂时，重点强调的是要加强各项制度和记录的管理，应具有较强的责任心。首先，应具备符合规定的相应资质，建立严格的操作规程和质量检验制度，所配制的制剂，经检验合格后方可在临床上应用。其次，调剂、制剂时其操作间、设施和设备的使用、维护保养等，验收、检验、发放成品，以及使用部门及患者的反馈、投诉等，要有相应的记录。

2. 医疗机构药学从业人员中的临床药师行为的道德要求

临床药师工作的首要任务是严格认真地审核处方，准确地进行调配，这是确保用药的安全性的前提，是临床药师对病人用药安全负责的具体表现。药物安全性是保证病人安全的最有效的措施，被誉为西方医学之父的古希腊著名医生希波克拉底在其誓词中说道："我不得将危害药品给予他人。"这句话是对临床药师的最基本的道德要求。

临床药师必须对医生开出的处方进行再次审核，综合分析、判断用药时可能发生的配伍禁忌及药物相互作用等情况，对药物治疗方案提出最合理的建议，并提供用药咨询服务，这样才有可能将药物不良反应的发生率降到最低。同时，对处方的再次审核，能有效避免发错药物的品种、剂量、规格等极有可能发生的工作失误，保证购药者拿到的是与其病症相适应的合格药品。如果在审核处方过程中发现问题，应及时同医生取得联系，问明原因，商定办法，切不可擅自随意更改、代用等处理之。只有一丝不苟、严肃认真地仔细审核处方，严格按照《中华人民共和国药品管理法》的规定办事，才符合临床药师最基本的道德要求。此外，临床药师的工作要向临床、向病人延伸，会同医师一起参与查房和会诊，以及危重患者的救治和病案的讨论。医师需要临床药师的协助，使其发现用药过程中存在的问题，对危重患者实施治疗药物监测、指导其合理用药等。

在药品不良反应监测工作中，临床药师须收集药物安全性和疗效等信息，定期会同临床医师评价用药，对部分过敏体质病人监控给药过程、用药反应，追踪用药结果。临床药师应该把病人的健康和安全放在首位，作为一个不可缺少的医药工作者，必须对每一个病人竭尽全力，确保病人得到安全有效的药品。

3. 医生与临床药师的内在伦理监控：良心、同情心

"医乃仁术"，医疗活动的主角是医药工作者与患者，而医生和临床药师处于主动地位，所以，他们本身的道德意识，尤其是良心、同情心是影响其道德选择的最直接的因素。个人良心的内容代表着现实的道德，每个人的一生都反复地通过榜样和褒贬受到这一道德的灌输。

对于医生和临床药师个人来说，良心会自觉或不自觉地规范他的一言一行；对医院整体而言，良心往往形成一种“集体无意识”，从而确保医疗活动能够在正常的轨道上比较顺利地运行。

良心是医生和临床药师应有的道德品格，也是医学研究和医学技术取得进步的内在要素。医生和临床药师的良心是存在于意识之中的对病人和社会负责的强烈的道德责任感，是在学习医学知识和从事医药活动中认识到自身的使命、职责和任务而产生的对病人和社会应尽道德义务的强烈而持久的愿望，是医生和临床药师在内心深处进行自我评价的心理过程。良心具有善的本性，它不允许医德行为动机违背自己所接受的医德观念。对于符合医德要求的情感、意志、信念及行为方式，良心总是予以坚持和自勉；对于不符合医德要求的情感、欲念或冲动，则会予以纠正和克服。

同情心是人性的先天善良本能的自然流露，是道德主体完善自己的道德人格、提高自身道德品德以及提升道德境界的前提和基础。对他人的同情与恻隐，并非是为了满足自己的某种利己欲望，而是人作为一个社会人的最基本、最普遍的道德情感。医生和临床药师的同情心是建立在对病人的健康高度负责的基础之上的，救治病人是医务工作者的神圣职责。因此，无论在任何情况下，只要一见到病人，一听到病人的呼唤，就应产生一种热爱病人、热爱生命的道德情感和为病人尽职尽责的责任感，进而立即投入紧张的抢救病人的工作中去。这种同情心，不以个人利益和需要的满足为前提，是理智的情感。医生和临床药师的同情心体现的是对患者的生存、身体健康与生命安全的尊重、同情和关爱，是最基本的道德情感、责任和义务。医生和临床药师应充分认识到用药致病或致命已成为当今社会威胁健康的大问题，在这个道德认识的基础上，本着对病人生命安全负责的积极态度，把及时报告药物不良反应（ADR）病例作为一项义不容辞的责任。即使药品与“事件”的明确关系可疑时也应及时上报，也许一份负责的 ADR 报告就可以拯救数以千计的生命，使病人免受不良反应的痛苦，这些报告无疑是有价值的。

4. 医院各药物科室从业人员职业道德要求

（1）医疗机构制剂室的职业道德要求。

①敬业爱业、刻苦钻研制剂技术。

②严格遵守操作规范、搞好个人卫生。

③选用各种原料、辅料，优中选优，不以次充好。

④不合格产品不出室、不入库、不用于病人。

（2）医疗机构调剂室的职业道德要求。

调剂室是医院药学部（科）的重要组成部分和窗口，药学人员正确调配处方，是直接实施医师的医疗方案和保证病人安全有效用药的关键环节，药学人员必须具有高尚的职业道德和高度责任感，一丝不苟，准确无误，防止发生任何差错事故。

①严格审查。调配处方的药学人员接到处方后，要根据有关规定，全神贯注详细审查处方全部内容是否正确，特别是麻醉药、精神药、毒药和儿童用药剂量是否超量，用药是否合理，有无配伍禁忌，用药方法是否正确等等。如在审核中发现问题，应及时、主动与医师联系，由医师改正，不可自行随意处理以免发生用药事故。

②准确无误调配药品。调配药品准确与否，直接关系着医疗效果和病人的健康及安危。药学人员必须严格按照调剂操作规程，细心调配，做到品种、剂型、规格、数量准确无误，

联合用药合理，无配伍差误，并在包装标签上详细填写有关项目，指导病人正确用药。

③注意调配卫生。药学人员调配药品时，必须注意卫生，防止污染药品及造成药源性疾病，给病人带来新的传染源。在配方时必须做到：保持自身的清洁卫生，上岗前必须换干净衣帽、洗手消毒，拿过污染的药品或物品应及时清洗；调剂用具要随时清洗，分装使用的药瓶、药袋，应经过消毒后才能进入药房使用；配方时严禁与人交谈，防止唾沫喷污药品；严禁闲人进入药房，保持调剂室清洁卫生。

④坚持发药核对制度。为防止发生差误，发药前要做到“三查三对”：“三查”即查配药是否符合处方，查数量是否准确，查是否存在配伍禁忌；“三对”即对姓名、对时间、对用法和剂量。如发现错误，应立即停发或追回。发药时还要向病人或取药人口述清楚服药时间、次数、用法、用量及其他有关注意事项。

⑤服务热情。药学人员要热情关心病人，语言要亲切，态度要和蔼，要有问必答、不怕麻烦、热情服务，这是医药职业道德的具体表现。病人由于生理和疾病的痛若而心情不佳，药剂人员的热情态度，会使病人增加信任感和安全感，也体现了社会主义社会的医药人员和病人之间亲密关系的高尚情操。

（3）医疗机构药库的职业道德要求。

①廉洁奉公、守法、不私拿回扣。

②不采购不合格药品。

③自觉执行入库验收制度，把好药品质量关。

④按药品不同分类做好保管工作，使药品不过期、不失效、不变质。

⑤全心全意为临床服务，尽力满足临床用药需要。

（4）医疗机构临床药学室的职业道德要求。

①刻苦钻研临床药学知识，扩展知识面。

②积极配合临床医护人员，努力参与药物治疗。

③百问不烦、耐心细致，搞好药学信息咨询，当好病人用药良师、用药顾问。

（5）实习药师道德规范要求。

①在科主任领导和主管药师、药师指导下，做好实习工作。

②应认真执行各项规章制度和技术操作规程，严防差错事故。

③掌握药品检验鉴定和药检仪器使用保养工作。

④在带教教师指导下，参加科学研究、技术革新及毒、麻、贵重药品和其他药品的使用、管理情况检查工作。

（6）实习药士职责。

①在科主任领导下及药师具体指导下做好实习工作。

②必须认真执行各项操作规程，理论联系实际。

③全面熟悉医院药房的组织管理制度、工作范围及与其他科室之间的关系。

④在带教教师指导下进行调剂、制剂和一般常用药品的检验。

⑤在带教教师指导下，进行有关的操作。

（7）进修药师职责。

①在科主任领导下和主管药师、药师指导下工作。

②参加药品调配、制剂等工作。认真执行各项规章制度和技术操作规程，严防差错事故。

③参加药品检验鉴定、药检仪器的使用保养工作。

④参加科学研究和技术革新，配合临床研究制作新药及中草药提纯，了解使用效果、征求意见、改进剂型，向科室介绍新药知识等工作。

⑤参加检查毒、麻、贵重药品和其他药品的使用、管理情况。

（8）进修药士职责。

①在主管药师或药师指导下进行工作。

②在带教教师指导下，按照分工做好药品的预算、清领、分发、保管、采购、报销、回收、下送、登记、统计和药品制剂与处方调配等工作。

③严格执行各项规章制度和技术操作规程，掌握毒、麻、贵重药品管理，严防差错事故。

④经常检查和核正天平、冰箱、干热灭菌器及注射过滤装置等设备，保持设备性能良好。

（9）药品检定人员的职业道德要求。

①严格按药检规范，认真完成所承担的药检任务。

②不漏检、不漏项。

③不合格药品决不放过。

（10）门诊西药调剂室服务规范。

①救死扶伤，实行社会主义人道主义，一切从病人利益出发，完善便民措施。

②对待病人一视同仁，尊重病人的人格与权利。

③举止端庄，语言文明，态度和蔼，同情、关心、体贴病人。

④廉洁奉公，遵纪守法，不以药谋私。

⑤严谨求实，钻研业务，互学互助，精益求精。

⑥计价迅速、准确，发药仔细、认真。对病人咨询的解答耐心、热心。

⑦建立急诊、老、弱、残、军人优先窗口。

⑧严把质量关，不销售假冒伪劣药品，严防差错事故，保证病人用药安全。

⑨使用“您好”“请”“对不起”“谢谢”“再见”等文明用语，杜绝“服务禁语”。

（11）病区调剂室服务规范同门诊西药调剂室服务规范。

（12）中药调剂室服务规范。

①救死扶伤，实行社会主义人道主义，一切从病人利益出发，进一步完善便民措施。

②对待病人一视同仁，尊重病人的人格与权利。不泄露病人的隐私与秘密。

③举止端庄，语言文明，不说“服务禁语”，衣帽整齐，挂牌服务，态度和蔼，关心、同情、体贴病人，让病人满意。

④廉洁奉公，遵纪守法，不以药谋私。

⑤严谨求实，钻研业务，互学互助，精益求精，团结协作。

⑥为病人提供药袋，对外代煎中草药。

⑦建立残疾、老人、现役军人优先服务窗口。

⑧苦练基本功，提高划价准确率、调配质量及调配速度，尽量缩短病人候药时间，减少病人排队现象。

⑨建立病人医药咨询窗口和缺药登记本及意见簿。

⑩严格执行《中华人民共和国药品管理法》，不销售过期、变质、失效药品，保证病人的用药安全有效。

⑪使用“您好”“请”“对不起”“谢谢”“再见”“请原谅”“请稍等”“请提意见”等服务用语。

（13）西药库服务规范。

①救死扶伤，实行社会主义人道主义，一切从病人利益出发，完善便民措施。

②廉洁奉公，遵纪守法，不以药谋私。

③举止端庄，语言文明，杜绝“服务禁语”。

④严把药品质量关，保证临床用药的供应。

⑤严谨求实，奋发进取，互学互尊，团结协作。

（14）中药库服务规范。

①救死扶伤，实行社会主义人道主义，一切从病人利益出发，进一步完善便民措施。

②严把药品质量关，不进销过期、霉变、失效药品，保证病人用药安全。

③廉洁奉公，自觉遵纪守法，不以药谋私。

④严谨求实，奋发进取，钻研医术，精益求精，互学互尊，团结协作。

⑤举止端庄，语言文明，态度和蔼，杜绝“服务禁语”。

⑥加强联系，保证药源，接受监督。

二、药品使用中的道德

药品上市后应用阶段，主要是指药品价值发挥作用的阶段，包括以下几项工作：①医生对药品疗效进行监测，实施个体化给药方案，减少药源性疾病；②临床药师深入开展临床药学实践，为医生合理处方提供药学建议；③医生与临床药师进行药品利用率等药物流行病学研究，促进群体用药合理性，尤其是防止抗生素的滥用；④医生与临床药师监测药品不良反应，及时上报病例。医生与临床药师在处理经济利益与人的生命健康安全利益关系时，自觉遵循人的生命安全和身体健康需要、患者安全利益至上的道德原则。

（一）处方的质量体现了医生的敬业精神和道德水准

在医药事业突飞猛进的今天，要求医生主动向患者传授正确的用药知识。医疗过程中，医生有处方权，处方的质量直接反映医生的医疗水平以及敬业精神，直接关系到患者的用药安全和治疗效果，千万不可等闲视之。医生在开处方时，首先要全面考虑用药物治疗的利与弊，还须认真地考虑病人的机体状态、年龄和性别，制订出最佳的用药方案。此外，医生还有告知的义务，即指导患者合理选药、用药的义务，应运用药物代谢动力学与药效学知识指导合理用药。当前，如何用药和不良反应已成为病人高度关心的问题，医生对患者多做一些有关药物知识、药物服用的告知，耐心细致地解释，不仅能融洽医患关系，也是发挥药物治病功效的一项重要工作，这同时也是医学道德对医生的一项具体要求。现实生活中，面对病人对药品的咨询时，有些医生由于自身知识匮乏而答非所问，有些医生有这方面知识却不愿做这方面的解释工作，这势必影响医患关系，影响医疗质量。

另外，医生必须避免过度医疗。由于药品使用越多，发生不良反应的概率越大，如果医生在用药时谨慎使用药品，多向临床药师咨询沟通，不像现在一样开大处方及不合理联合用药，可以大大降低不良反应发生的概率。此外，临床若没有明确指明，不宜联合应用药物治疗，多种药物合并会随着合并品种的增加，升高不良反应的发生率。要有目的地联合用药，避免不必要的合并用药给患者带来伤害。

药物有效性的发挥有赖于该药物的适应症、用药剂量以及病人的用药心理等因素。医生如果不能根据药物的性能选择相应的疾病或病情，那么药物的有效性就不能显现出来，而其毒副作用却能伤害病人。用药过量，不但难以发挥药效，而且可能给病人带来危害；用药剂量过小或达不到疗程就终止治疗，药物的有效性也不足以治愈疾病。因此，药物的有效性不仅是药物本身固有的，更重要的是取决于医务人员如何和应该如何用药以使其有效性发挥，选择合理的用药途径，可以减轻对病人的损害；选择适当的剂量，可减少药品不良反应的发生。我们应当做到使药品的治疗功能最大化、副作用最小化，这样产生的药品正面效应大于其毒副作用，受益与伤害相抵后盈余最大，这也是我们用药的首要追求。

（二）积极提交药品不良反应监测病例报告是高尚医药道德的体现

从本质上讲，医生参与药品不良反应监测、提交药品不良反应监测病例报告（ADR），是高尚医药道德的体现。《药品不良反应报告和监测管理办法》中规定，国家鼓励有关单位和个人报告药品不良反应。医生是发现药品不良反应的主要力量，加强对药品不良反应报告的重视，将有利于医生尽快养成自觉报告药品不良反应的良好习惯，从而保障 ADR 信息在医院内的及时收集和反馈，使 ADR 监测成果迅速服务于临床，避免医院内严重药品不良反应重复发生。

第六节　药品质量监督管理领域的道德

一、维护国家药品安全

（一）药品监管体系和监管能力现代化

党中央、国务院高度重视药品监管工作。《中华人民共和国国民经济和社会发展第十四个五年规划和 2035 年远景目标纲要》提出严格药品监管，并就有关工作作出明确要求。《“十四五”国家药品安全及促进高质量发展规划》（以下简称《规划》），明确了我国“十四五”期间药品安全及促进高质量发展的指导思想，提出五个“坚持”总体原则和主要发展目标，并制定出 10 个方面主要任务，以保障“十四五”期间药品安全，促进药品高质量发展，推进药品监管体系和监管能力现代化，保护和促进公众健康。

《规划》深入贯彻落实习近平新时代中国特色社会主义思想，贯彻落实党中央、国务院决策部署，立足新发展阶段、贯彻新发展理念、构建新发展格局，坚持人民至上、生命至上，紧密围绕保障药品安全，促进药品高质量发展，推进药品监管体系和监管能力现代化，保护和促进公众用药安全和健康的目标，提出重大任务、重大项目。《规划》提出，要把握坚持党的全面领导、坚持改革创新、坚持科学监管、坚持依法监管、坚持社会共治五个“坚持”的总体原则，加快推动我国从制药大国向制药强国跨越，更好满足人民群众的健康需求。

《规划》明确了“十四五”时期主要发展目标，“十四五”期末，药品监管能力整体接近国际先进水平，药品安全保障水平持续提升，人民群众对药品质量和安全更加满意、更加放心。支持产业高质量发展的监管环境更加优化，审评审批制度改革持续深化，批准一批临床急需的创新药，加快有临床价值的创新药上市，在中国申请的全球创新药、创新医疗器械尽快在境内上市，制修订药品医疗器械化妆品标准2650项（个），新增指导原则480个；疫苗监管达到国际先进水平，通过世界卫生组织疫苗国家监管体系评估，积极推进疫苗生产企业所在省级药品检验机构具备辖区内生产疫苗主要品种批签发能力；中药传承创新发展迈出新步伐，中医药理论、人用经验和临床试验相结合的审评证据体系初步建立，逐步探索建立符合中药特点的安全性评价方法和标准体系，中药现代监管体系更加健全；专业人才队伍建设取得较大进展，培养一批具备国际先进水平的高层次审评员、检查员和检验检测领域专业素质过硬的学科带头人，药品监管队伍专业素质明显提升，队伍专业化建设取得积极成效；技术支撑能力明显增强，全生命周期药物警戒体系初步建成，中国药品监管科学行动计划取得积极成果，药品检验检测机构能力明显提升。

根据“十四五”发展目标，《规划》提出了实施药品安全全过程监管、支持产业升级发展、完善药品安全治理体系、持续深化审评审批制度改革、严格疫苗监管、促进中药传承创新发展、加强技术支撑能力建设、加强专业人才队伍建设、加强智慧监管体系和能力建设、加强应急体系和能力建设10个方面的主要任务。

同时，《规划》以专栏形式提出药品安全风险排查行动计划、国家药品标准提高行动计划、药品安全治理多部门协同政策工具箱、加快审评审批体系建设、完善国家药品不良反应监测系统、检验检测能力提升工程、推进监管科学重点实验室建设、专业素质提升工程、智慧监管工程、应急能力提升项目10个重点建设项目。

《规划》重点突出审评、检查、检验、监测评价以及队伍建设等专业化能力建设，将药品监管体系和监管能力建设作为重要内容。在“保安全守底线”的同时，《规划》还提出“促发展追高线”、促进药品高质量发展的工作措施。

《规划》要求，要加强对药品安全工作的统筹协调领导，创新完善支持保障机制，积极参与全球药品安全治理，激励药品监管干部队伍履职尽责担当作为。地方各级政府对本地区药品安全工作负总责，各省级人民政府要建立药品安全协调机制，统筹药品安全和经济社会发展。

（二）监督管理

《中华人民共和国药品管理法》关于禁止生产（包括配制，下同）、销售、使用假药、劣药的规定。有下列情形之一的，为假药：药品所含成分与国家药品标准规定的成分不符；以非药品冒充药品或者以他种药品冒充此种药品；变质的药品；药品所标明的适应证或者功能主治超出规定范围。

有下列情形之一的，为劣药：药品成分的含量不符合国家药品标准；被污染的药品；未标明或者更改有效期的药品；未注明或者更改产品批号的药品；超过有效期的药品；擅自添加防腐剂、辅料的药品；其他不符合药品标准的药品。

禁止未取得药品批准证明文件的单位和个人生产、进口药品；禁止使用未按照规定审评、审批的原料药、包装材料和容器生产药品。

药品监督管理部门应当依照法律、法规的规定对药品研制、生产、经营和药品使用单位使用药品等活动进行监督检查，必要时可以对为药品研制、生产、经营、使用提供产品或者服务的单位和个人进行延伸检查，有关单位和个人应当予以配合，不得拒绝和隐瞒。

药品监督管理部门应当对高风险的药品实施重点监督检查。对有证据证明可能存在安全隐患的，药品监督管理部门根据监督检查情况，应当采取告诫、约谈、限期整改以及暂停生产、销售、使用、进口等措施，并及时公布检查处理结果。

药品监督管理部门进行监督检查时，应当出示证明文件，对监督检查中知悉的商业秘密应当保密。药品监督管理部门根据监督管理的需要，可以对药品质量进行抽查检验。抽查检验应当按照规定抽样，并不得收取任何费用；抽样应当购买样品，所需费用按照国务院规定列支。对有证据证明可能危害人体健康的药品及其有关材料，药品监督管理部门可以查封、扣押，并在七日内作出行政处理决定；药品需要检验的，应当自检验报告书发出之日起十五日内作出行政处理决定。

国务院和省、自治区、直辖市人民政府的药品监督管理部门应当定期公告药品质量抽查检验结果；公告不当的，应当在原公告范围内予以更正。当事人对药品检验结果有异议的，可以自收到药品检验结果之日起七日内向原药品检验机构或者上一级药品监督管理部门设置或者指定的药品检验机构申请复验，也可以直接向国务院药品监督管理部门设置或者指定的药品检验机构申请复验。受理复验的药品检验机构应当在国务院药品监督管理部门规定的时间内作出复验结论。药品监督管理部门应当对药品上市许可持有人、药品生产企业、药品经营企业和药物非临床安全性评价研究机构、药物临床试验机构等遵守药品生产质量管理规范、药品经营质量管理规范、药物非临床研究质量管理规范、药物临床试验质量管理规范等情况进行检查，监督其持续符合法定要求。

二、药品行政监督管理中的道德

作为一种国家意识，对药品实行监督管理的目的性由法律所规定。《中华人民共和国药品管理法》中的立法宗旨就明确指出：药品监督管理的根本目的就是“保证药品质量，保障人体用药安全，维护人民身体健康和用药的合法权益”。随着社会主义市场经济在我国社会经济中主导地位的确立，在我国社会主义现代化建设、市场经济发展及社会公共卫生安全伦理监督进程不断发展的情况下，研究药品管理中的道德问题，对促进社会和谐稳定有着十分重要的意义。

药品属于商品范畴，它不是采取直接分配的方式分配给每一个社会成员，而是通过流通领域进入消费市场，在医药产品的研究开发、生产、流通、使用、监督过程中，市场经济规律一直占据着主导地位。从这一点上看，它是商品，和其他商品流通方式一样，具有商品的一切属性。然而，药品又不同于一般商品，之所以称为特殊商品，是因为医药产品与人的生命息息相关，由于药品是特殊的商品，公众基本上无力维护自身的用药权益，而低劣的药品质量及药学服务质量都将直接影响到公众的用药安全和生命健康。国家依据法定的权限和程序，制定、认可、修订、补充和废除一系列药品管理法律规范，而颁布了《中华人民共和国药品管理法》，政府药品监督管理部门通过法律授权，依法执行《中华人民共和国药品管理法》，对药品流通市场上的假药、劣药及非法生产、经营药品的活动进行不懈的打击，在保证了公众用药安全、有效的药品市场秩序的同时，也保护了合法的医药生产、经营及使用企业的正当权益。

药品监督管理的主要内容分为三大方面的管理。一是对药品的管理：主要指的是药品市场进入的管理；生产、流通与使用的管理；质量监督、非法药品查处及市场退出的管理等。例如，药品的注册管理，药品的生产、流通和使用的管理，药品广告的管理及药品的监督查处等。二是对药事组织的管理：主要指的是药事组织的市场进入或条件、行为及退出的管理。例如，药事组织的许可证管理，药事组织条件与行为规范的管理，药事组织的监督查处等。三是对执业药师的管理：主要指的是对关键药学技术职业领域执业的药学技术人员的职业进入、执业行为及职业退出的管理。例如，对执业药师资格认定考试的管理，执业药师参加继续教育必要的事前及事后指导的管理，以及对执业药师的执业合法性、执业行为、责任等的监督管理。

为加强药品质量管理，整顿医药产品市场，积极面对医药市场管理中遇到的种种伦理道德问题，国家食品药品监督管理局通过依法管理和道德约束，协调、解决医药人员与患者、服务对象、社会的利益冲突，提高医药从业人员的道德水准及医药行业的服务质量。国家在药品进入市场时采取药品注册登记管理的必要的事前管理措施，在药品生产、流通、使用、上市销售推向市场前严格把关，对申请注册的新药的安全性、有效性、稳定性进行评价、审查。对我们大众来讲，药品的安全性是首选的、重要的问题。所以，药品注册的主要把关内容是新药的临床前研究及临床研究。

第一，药品临床前研究的伦理道德。医药企业在对药品进行临床前试验时，要求审查医药工作者对药物的研制方法、制备的工艺流程、提取的最佳方案、检验的最终方法确定、处方及配比的合理筛选、适宜剂型的选择、药物的理化性质及纯度对照、药物的稳定性、质量标准、药理、毒理及动物药物代谢动力学等试验结果，其中，还应对中药制剂原材料的来源、产地、加工方法及炮制标准等研究，生物制品包括菌毒种、细胞株、生物组织等原始材料的质量标准、保存条件、遗传稳定性及免疫学的研究等各项指标进行严格审查。药物非临床安全性评价研究机构，要严格按照国务院药品监督管理部门会同国务院科学技术行政部门和国务院卫生行政部门制定的《药物非临床研究质量管理规范》所要求的执行，确保其安全性、有效性。这一系列的工作都需要以医药专业技术作为基础，每一个生产、经营研究环节都需要我们科研人员严肃、认真、负责任和兢兢业业的态度与决心。医药科研工作者本着提高人民健康以及富民强国的积极信念，刻苦钻研、忘我工作、无私奉献、勇于承担，工作中学习白求恩同志对革命工作极端负责、对人民极端热忱、对技术精益求精的精神，不弄虚作假，自觉抵制不良伦理行为。择善行而为之，遇恶行而避之，使医药工作者真正肩负起救死扶伤、自觉维护医药事业的伟大使命。

第二，药品临床研究的伦理道德。医药企业研制新药进行临床试验过程中，除对药品进行生物等效性试验外，还应对药物进行临床试验，严格按照《中华人民共和国药品管理法》规定，如实报送新药的研制方法、质量指标、药理及毒理试验结果等有关资料和样品，经国务院药品监督管理部门批准后，方可进行临床试验。完成临床试验的并通过审批的新药，由国务院药品监督管理部门批准，才能得到新药证书。

所以，我们国家对药物临床试验前的申请管理极为严格，申请药物临床试验的手续，必须经国务院药品监督管理部门批准后，申报人再于依法认定的具有药物临床试验资格的机构中选择承担药物临床试验的机构，并将该临床试验机构报送国务院药品监督管理部门和国务院卫生行政部门备案。正如前面所讲的，药物临床试验机构进行药物临床试验，应当事先告知受试者或者其监护人真实情况，并取得其书面同意后方可进行临床试验。在临床试验时，要建立严格、规范、科学的评价系统，通过依法管理和道德约束，协调、解决医药人员与患者、服务对象和与社会的利益冲突，从而提高从业人员的道德水准及医药行业的服务质量。有效地规范我国的医药学实践及从业人员的行为，对于确保药品质量、实现医药学为人类的健康服务的崇高目的具有极其深远的意义。

医药企业药品注册管理，包括对新药的审批及新药证书的颁发，药品生产（含进口分装）审批及颁发药品生产批准文号的药品生产上市管理，进口药品上市注册管理，非处方药注册、登记管理等。

三、药品监管网络安全与信息化建设

药品监管信息化建设是国家政务信息化建设的重要组成部分，是提升药品安全治理水平和监管效能的重要手段。“十三五”时期，各级药品监管部门坚持以人民为中心，坚持新发展理念，深化“放管服”改革，加强智慧监管谋篇布局。

（一）建设成效

1. 建立统一的标准规范体系

国家药品监督管理局（以下简称“国家局”）坚持以业务需求为导向，发布药品监管信息化标准体系总体框架，涵盖 7 个分体系和 25 个二级类目，并印发药品追溯、医疗器械唯一标识等 20 余项信息化标准，有效指导相关领域信息化建设工作。

2. 提升政务服务专业化、协同化能力

积极整合应用系统，梳理政务服务事项目录，推动建立完善电子证照等应用，初步建立药品监管“互联网+政务服务”体系框架，上线国家局政务服务平台，同步建设国家药品智慧监管平台，为社会公众和监管人员提供了网上办事和监管工作的统一入口，提升了国家局政务服务整体能力。

3. 强化数据资源共享与大数据应用

全面贯彻落实国家大数据战略规划，强化药品监管数据管理与应用，建成药品监管数据共享平台，有效汇聚全国范围内的药品监管数据资源，实现国家局与省局之间的数据互联互通。探索完善药品品种档案、医疗器械唯一标识等数据应用，为监管业务提供有力的数据支撑。

4. 推进基础设施整体部署升级和云化改造

国家局完成药品监管云一期建设，形成“一云多池”架构，实现云资源弹性调度、统一管理，多个业务系统完成安全加固和迁移上云。大部分省局根据业务需要，通过自建或者租用方式建设了省级药监云。

5. 完善网络安全防护与信息安全建设

国家局积极建设安全管理及运营平台，并通过多种技术手段建设完善安全信任体系，构建统一的大运维、大安全的服务管理模式。各省局积极开展网络安全等保配套建设，安全保障能力显著提升。

（二）发展形势

“十三五”期间，我国药品安全监管体制机制逐步优化，审评审批制度改革持续深化，法规标准制度体系不断完善，创新能力和服务水平持续增强。完成了以“两法两条例”（《中华人民共和国药品管理法》《中华人民共和国疫苗管理法》《医疗器械监督管理条例》《化妆品监督管理条例》）为核心的一系列法律法规和规章制度的制修订，搭建了新时代药品监管法规制度体系的“四梁八柱”。智慧监管、监管科学快速发展，技术支撑能力不断增强。新的监管制度的确立、新的监管法律法规的施行，以及《国务院办公厅关于全面加强药品监管能力建设的实施意见》等重要文件的发布实施，对信息化提出了更高要求，迫切需要信息技术与监管业务深度融合，支撑监管工作高效开展。

随着生物医药技术和信息技术的迅猛发展，基因技术、纳米技术、3D 打印、大数据、人工智能、工业互联网、区块链等新技术给医药行业带来了重大变革，也对药品研发、生产、流通领域产生了深远影响。药品监管部门面对新技术、新业态、新风险和新挑战，迫切需要充分利用信息技术，用信息链串起产业链、利益链、风险链、责任链，提升监管的预见性、靶向性、时效性，实现药品全生命周期风险管理。

展望“十四五”和 2035 年远景目标，我国要实现从制药大国向制药强国的跨越式发展，这对于药品审评审批效率和药品安全风险管理能力提出了更高的要求。当前，药品监管信息化建设工作仍有诸多不足，信息技术和监管业务的融合创新能力有待增强，数据驱动与知识服务能力有待提升，信息资源统筹建设和运营管理有待优化，网络和信息安全保障仍需进一步加强。进入“十四五”，药品监管信息化建设要紧密围绕药品监管重点工作，坚持问题导向和目标导向，进一步推进技术创新应用与药品监管能力提升的深度融合，提升综合监管效能，改善政务服务能力，让信息技术成为推进药品监管体系和监管能力现代化的关键支撑。

第七章　制药伦理中的评价教育与修养

第一节　制药伦理评价

随着现代社会化学工业和制药工业的高速发展，药学科研领域的进一步发展及临床新药的大量使用，促使当下的老百姓热切地关注着制药伦理道德的发展走向与改进步伐。伦理评价在我们现代社会生活当中是普遍存在的，人们在日常生活当中总是自觉或不自觉地对自己或他人的行为进行伦理评价，人们伦理评价的能力、伦理评价活动的深度和广度，标志着人们对这个社会的伦理评价的一定道德水准，代表着伦理评价的体系原则、规范被人们接纳的程度。同时，伦理评价也是个人道德观念、道德品质形成的重要因素，药学工作者的伦理评价是药学道德教育和药学人员的行为规范，是目标管理建设的重要内容，也是衡量和评价一个行业或单位工作好与坏的重要尺度。

一、伦理决策

决策是科学管理的核心内容。在当今高速发展的社会主义经济万千巨变的社会里，整个医药领域里的科学管理过程，都是围绕着医药伦理决策制定和组织实施的。在现代医药领域中，符合伦理的决策是决策科学化管理的一个重要条件。一个正确的决策，在操作过程中，决策者首先要通过充分的调查研究，分析已有的状况与应达到的理想状况还有多少差距，找出造成差距的关键性因素；明确决策目标，在保证满足需要的前提下，切忌目标贪大，先着手解决重要的决策目标，然后考虑其他次要因素；在收集整理归类的众多不同的初步方案中进行筛选、优化、完善，拟订出一个可行性方案去解决关键性问题，并提前预计出执行后将带来的后果；综合评价后消除不利因素，使决策更加科学化、信息化、知识化，伦理化。其中，执行符合伦理的决策是正确表述决策的一个重要因素。伦理决策，就是站在一定的价值立场上，运用伦理道德标准，确定、综合评价和选择最佳方案，以保证原决策目标顺利实现的过程。

（一）伦理决策概述

“决策”一词用英语表述为 Decision Making，意思是作出判定或选择。迄今为止，对决策概念的解释有很多种，归纳起来，有三种解释方法：一是把决策看作从几种备选的行动方案中选择其中最好的一个，是决策者本人的意愿、决策者的拍板定案。二是认为决策是对不确定条件下发生的突发事件所做的处理决定，这类突发事件既没有先例，也没有可依据的规律可言，做出这样的决策势必要冒一定的风险，诚然只有冒一定风险的选择，才能做出决策。三是把决策看作一个包括提出问题、确立目标、设计和选择方案的过程。以上对决策概念的解释是从不同角度作出的，一般的理解，决策就是做出决定的意思，即对需要解决的事情做出最后的决定。按我们国家对汉语的解释，“决策”一词被理解为“决定政策”，主要是对国家有利于民生的大的政策、方针做出裁定。在现实生活中，决策不仅仅指高层领导们代表国家、社会利益做出的决定，同时也包括社会群体在日常生活中对所遇到的问题做出正确或错误的决定。比如，药品生产企业在研究开发某一新产品的过程中，是要引进一条还是两条配套的药品生产线，抑或某患者及潜在的消费者为自己、为家人选购的某一种医药商品或某一种功能性保健食品等，都存在着决策的问题。可见，决策活动与人类生存、健康活动是密切相关的。决策是指组织或个人为了实现某种目标而对未来一定时期内有关活动的方向、内容及方式的选择或调整过程。决策主体可以是组织，也可以是组织中的个人。

在医药科学的发展中，医药学伦理决策的最终目的是要使医药学工作者的行为规范符合社会道德、群体道德。正确认识医药工作者行为手段的道德性，从事医药工作人员选择的医药学从业手段应该是实践证明过的，优选过的。在当前的医药学水平条件下，药品的四期临床研究及诊治手段的效果都是本着伦理道德方面的：将健康还给每一位承受痛苦的对象，使用药对象所付出的代价最小。医药工作者在决策最佳医药学手段过程中要实事求是，结合当今现实的医药学发展水平、医疗机构的设备及医药工作者的道德素养、技术水平以及患者的疾病性质诸要素，综合考评、慎重决策。医药学伦理评价对医药从业人员行为作出正确的伦理判断，有利于医药从业人员在实际工作中看到自己的行为符合医药学伦理规范时，感到自己实现了做一个好人的道德需要和目的，得到心理和身心健康上的最大满足与快乐，沉浸在身心健康的幸福喜悦之中，滋生出从心底里自觉抵制违背医药学伦理规范的要求，自觉做到抑恶扬善，始终按照医药学伦理要求，去选择有利于社会安定和救死扶伤的正确行为，从而从正面引导医药工作者按照伦理道德规范要求去做人和做事。

业界人士普遍认为：医药伦理评价就是“医药业的伦理法庭”，是对医药从业人员的行为规范作出公正的裁判，一切违背医药学伦理的行为发生、滋长蔓延时，都可以通过医药学伦理评价的谴责加以阻止，让医药从业人员在实际工作中看到自己的行为不符合医药学伦理规范时，会因背离好的伦理道德目标，不能得到内心的满足和愉悦而感到愧疚，遭受自己良心上的谴责和精神上的痛苦折磨。这样，就可以维护医药伦理原则和具体行为规范的实施，调节医药从业人员行为，引导医药从业人员沿着正确的轨道前进。保证医药伦理原则和规范的贯彻与实施，不再是口头上和纸上的谈兵、面上的要求，而是化为能在社会主义现代化事业进程中，为医药事业发展和社会大众谋福利的动力，使医药伦理原则、规范的实施成为自觉行动。

（二）伦理决策执行中的影响因素

用医药伦理评价职能中的伦理决策，能引导医药从业人员内审自己的行为是否合乎规范要求，调整相互之间的关系，提高医药从业人员的伦理素养。在实施救死扶伤，实行社会主义的人道主义救助的同时，设身处地、时刻为病人着想，千方百计为病人解除病痛，积极努力地从正面调节医药从业人员与患者关系。伦理决策执行的过程中，往往受到以下几方面因素的制约。

1. 医药行业文化素养

当某种行业不正当之风渐起，实施医药行业从业人员的伦理道德规范就显得十分重要。

现代医药行业的一小部分医生，已经习惯了依赖各种检测仪器、化验等，尤其对某些小的疾病如感冒、受点风寒、起个红疙瘩之类的毛病，都是一个看法——打“点滴”去，给老百姓养成一种观念，即不打点滴病就好不了，变相地、潜移默化地滋养老百姓滥用药物、滥用抗生素的恶习。

在伦理决策层次上，主要的伦理决策者的态度与正确导向，让医药从业人员的行为目的和方法之间建立起和谐的辩证统一的关系。一方面，规范医药从业人员的行为目的和方法是一种相互联系和相互依存的关系。方法离不开行为目的，医药从业人员所选择的任何工作和业务上的方法，总是为了达到一定的行为目的；同样，医药从业人员的行为目的也离不开所选择的工作和业务上的方法。医药从业人员为了达到某种行为目的，偏离其工作和业务上的方法就会变成空洞的、苍白的说教。如果说每一次的偏离都需要现实的检验与验证，那真的都是血淋淋的人的生命的代价和教训。

另一方面，医药从业人员的行为目的和方法又是相对的。相对于一定的从业行为目的，从业行为过程是方法、是手段，从业行为的结果就是从业行为目的。任何医药行业伦理决策的实施，都会带来某种程度的巨变，具体的医药学从业行为中，从业行为目的和方法的实施总是确定的：方法总是过程，行为目的就是检验的结果。所以，正面的医药知识，国家宏观上的政策、方针的调控，各个医药企事业各负其责，严格掌控每一生产、流通、使用环节，一旦混淆上述行为目的和方法，其后果是不堪设想的。

2. 环境因素的影响

环境因素对医药从业人员的伦理决策的影响是不言而喻的。行业之风正，医药行业就向正确的、健康的轨道快速发展，社会大众就是受益最大的群体。就整个医药行业而言，如果社会经济市场稳定，今天执行的伦理决策主要是昨天伦理决策的延续，那么整个大环境的改变，就会波及小环境的医药经济市场，使其急剧变化。

环境因素的另一个表现，就是医药企业在社会生存环境下的良好口碑。有些医药经营企业，喜欢夸大医药功效，得到的不一定是本企业需要的预期良好结果。比如，现在销售得比较火的是抗肿瘤药物，某些医药企业决策者在忽视药事管理法规的情况下去试法，肆意夸大药物的功效或隐瞒药物的不良反应。又比如，有的厂家选择去做公益宣传，看似浪费了很多的广告费用，但是那种体贴入微的被关怀感，在消费者心中油然而生。这种对环境的习惯反应模式一旦形成，就会朝着固定化的思维模式转变，好的伦理决策导向，会促进医药企业良性发展，不好的或偏离轨道的道德伦理决策则会限制人们对行动方案的选择。

（三）伦理决策的基本原则

1. 系统性原则

伦理决策过程应从医药行业全局出发，保证整个医药行业的伦理决策系统处于最优化的最佳状态，从而避免因小失大、顾此失彼的错误决策发生。

2. 科学性原则

医药行业的特殊性及专业技术性要求其制定的伦理决策要有科学性。在一定的条件下，对某一事件或医药市场进行充分的调查研究，并用科学的方法对所提供的方案进行选择、评估。

3. 可行性原则

在进行医药市场伦理决策时，要对整个行业进行可行性分析，其中包括合法性、先进性、实用性等。合法性要求伦理决策方法必须符合国家的方针政策和法令，包括药品管理法、药事管理法及药事法规；先进性要求决策目标和各种策略具有先进水平；适用性要求所选择的最优方案适应医药市场需求和医药企业的市场营销能力，从而保证做出决策的可行性。

4. 经济性原则

做出优化的医药市场伦理决策必须兼顾长远的社会效益和企业的经济效益，把握医药产品的数量供应、质量掌控、市场进货、供货速度和经济效益，使近期利益及长远利益、医药企业效益和社会效益协调稳定发展。

5. 群众性原则

医药市场伦理决策不是独立存在的，要善于依赖群众，发挥集体的智慧与经验，保证医药产品市场决策的民主性、代表性及正确性。

6. 创新性原则

医药市场伦理决策要在医药产品千变万化的、动态的复杂环境中，具有开拓创新精神，不断摸索、探求新的攻克疾病的决策目标，随着医学的不断进步，去发现、提出新的决策方案，做出先进性、进步性的高质量决策。

7. 择优原则

一个医药市场伦理决策方案的满意推出，要在大量的调研过程中筛选，选择一个可行性的最优方案，必须考虑方案的经济价值、学术价值和社会价值三个方面因素。经济价值衡量的是最优方案能带来的经济效益；学术价值衡量的是最优方案能否在理论和技术上赶上或超过国内外同行业的先进水平；社会价值衡量的是最优方案能带给整个社会短期、中期及长期效益的受益程度。比如，医药产品满足社会需求的程度，医药产品对社会风尚、伦理道德、环境保护方面所能做的贡献大小、好坏程度，是一个风向标，标志着医药行业行进在正确、健康的轨道上，向着成熟发展。

8. 反馈原则

反馈是对决策的一个动态检验、调整、修复、淘汰的过程。由于病毒的适应与变异、社会环境和宇宙大气的变化、不可预测的新的突发事件偶遇，原来制定和执行的决策要随着社会的发展变化而做出相应的调整、修改、完善，使决策跟上时代的步伐，使决策更加合理、科学，造福千千万万的老百姓的生产、生活需求，要在实践中检验我们的医药产品的安全性、实用性、有效性、经济性及伦理决策，是一个动态的监控过程。

（四）伦理决策的内容

制定医药企业管理活动的发展方向及奋斗目标，要按照医药企业市场经济发展战略，在分析医药企业内部条件及外部环境的基础上来确定。包括医药企业的利润目标：利润额目标、利润率目标、奖金福利目标等；医药企业的市场目标：医药市场渗透目标、新药开发目标、医药市场占有率目标等；医药企业的长远发展目标：人力资源、物力、财力增大的目标，管理水平提高的目标，专业技术交流与协作的目标等；制定医药市场的方针。

二、伦理激励

不同的激励类型对行为过程会产生程度不同的影响，所以激励类型的选择是做好激励工作的一项先决条件。

（1）物质激励与精神激励：虽然二者的目标是一致的，但是它们的作用对象却是不同的。前者作用于人的生理方面，是对人物质需要的满足；后者作用于人的心理方面，是对人精神需要的满足。随着人们物质生活水平的不断提高，人们对精神与情感的需求越来越迫切，比如期望得到爱、得到尊重、得到认可、得到赞美、得到理解等。

（2）正激励与负激励：所谓正激励，就是当一个人的行为符合组织的需要时，通过奖赏的方式来鼓励这种行为，以达到持续和发扬这种行为的目的。所谓负激励，就是当一个人的行为不符合组织的需要时，通过制裁的方式来抑制这种行为，以达到减少或消除这种行为的目的。

（3）内激励与外激励：所谓内激励，是指由内酬引发的、源自工作人员内心的激励；所谓外激励，是指由外酬引发的、与工作任务本身无直接关系的激励。

内酬是指工作任务本身的刺激，即在工作进行过程中所获得的满足感，它与工作任务是同步的。追求成长、锻炼自己、获得认可、自我实现、乐在其中等内酬所引发的内激励，会产生一种持久性的作用。外酬是指工作任务完成之后或在工作场所以外所获得的满足感，它与工作任务不是同步的。如果一项又脏又累、谁都不愿干的工作有一个人干了，那可能是因为完成这项任务将会得到一定的外酬——奖金及其他额外补贴，一旦外酬消失，他的积极性可能就不存在了。所以，由外酬引发的外激励是难以持久的。

药学伦理评价能引导制药从业人员检点自己的行为，调整相互之间的关系，提高制药伦理素养。当某种符合药学伦理要求的行为还限于少数人时，药学伦理评价可通过对这种制药行为的赞赏、表彰，引导广大医药人员效仿；当制药从业人员在履行药学伦理义务过程中遇到阻碍和挫折的时候，药学伦理评价则可以帮助制药从业人员积极排除和疏通障碍；当某种违背药学伦理的行为发生、蔓延时，药学伦理评价则可以通过谴责加以阻止。这样就可以维护药学伦理原则、规范的实施，调节制药从业人员的行为，引导制药从业人员沿着正确的轨道前进。

三、伦理控制

对药学行为的伦理评价，既可以是药学界的自我评价，又可以是服务对象乃至整个社会的非自我评价。自我评价是良心，非自我评价则是名誉。

（一）良心和名誉概述

良心是制药从业人员进行自我伦理评价的方式，名誉是其他人员对制药从业人员进行外在伦理评价的方式。

1. 良心

良心是一种道德价值意识，而且是一种自我道德价值意识。良心是制药从业人员自身内部的伦理评价，是自己对自己的药学伦理行为的道德价值的意识，简言之，就是自我伦理评价。这种心理活动如果是对自己的药学伦理行为所具有的正道德价值的肯定性评价，便叫作良心满足；如果是对自己的药学伦理行为所具有的负道德价值的否定性评价，便叫作良心谴责。

2. 名誉

名誉是非自我伦理评价或外在伦理评价。每个制药从业人员因名誉而在自己身上形成的心理体验，就是名誉心。这种心理活动如果是对制药从业人员的药学伦理行为所具有的正道德价值的肯定性评价，便叫作荣誉；如果是对制药从业人员的药学伦理行为所具有的负道德价值的否定性评价，便叫作舆论谴责。

3. 良心与名誉之间的关系

良心与名誉之间存在着辩证统一的关系：两者既是对立的，又是统一的。

（二）良心和名誉的作用

1. 良心发挥作用的机制

需要是引发一切行为的原动力，一切行为都是为了满足某种需要。一个有良心的药学人员如果看到自己的行为符合药学伦理规范，便会因自己做一个好人的道德需要和目的得到满足和实现而感到快乐，沉浸在良心满足的喜悦之中；相反，如果看到自己的行为不符合药学伦理规范，他会因做一个好人的道德需要和目的没有满足和实现而感到内疚，便会遭受良心谴责的痛苦折磨。

那么，良心是怎样在整个药学行为过程中，促使药学人员遵守道德的呢？概括来说，即在药学行为前，良心具有选择检查作用；在药学行为中，良心具有监督和调整作用；在行为后，良心具有总结和反省作用。

2. 名誉发挥作用的机制

一个药学人员如果遵守药学伦理规范，他人就会因满足和实现了自己希望药学人员成为一个好人的道德需要和目的，而给予他好的名誉，药学人员就会得到荣誉，也会因自己的极为深重的名誉心得到满足而体验到巨大的快乐；相反，一个药学人员如果违背药学伦理规范，他人就会因没有满足和实现自己希望药学人员成为一个好人的道德需要和目的，而给予他坏的名誉，药学人员就会得到舆论谴责，也会因自己的极为深重的名誉心得不到满足而体验到巨大的痛苦。

3. 良心和名誉发挥作用后果的不同

良心和名誉可能使药学人员遵守药学伦理作用的后果不同，因为良心是一种没有副作用的力量，而名誉是一种有副作用的力量。

同时，还可以通过以下三种途径进行伦理控制：

一是社会舆论。利用报刊、影视、广播等传播媒介和学校、文学作品以及其他教育阵地等手段，有领导、有组织地进行社会舆论工作，按照药学伦理评价标准，广泛进行药学伦理教育，以宣传、表彰和反面的批评、抵制提高人们的药德水平。

二是传统习俗。这是人们在长期社会生活中形成的一种稳定的、习以为常的行为准则，是自发的社会舆论的重要来源和内容，是一定社会、一定阶级的道德规范和补充，它的特点是以“合法”或“不合法”来评价人们的行为。例如，我国是一个多民族的国家，有的民族还有着本民族的用药内容、方式、传统和习惯，这是由该民族的社会物质生活条件、文化生活、地域差别、气候条件等因素决定的。应该承认，传统习俗在伦理评价中具有一定的特殊社会作用。

三是内心信念。这是人们发自内心的对某种道德义务的真诚信服和强烈的责任感，是深刻的道德认识、强烈的道德情感和超强的道德意志的有机统一，是以进行伦理行为选择的内在动机和道德品质构成的某种要素。人们在一定的内心信念的支配下，会做出道德的或不道德的各种行为：如果自觉履行了某种道德义务，会感到内心无愧，得到一种精神上的满足，从而形成一种偏心和力量，继续坚持这种行为；如果自己做了不道德的事，则往往感到羞愧不安，受到内心谴责。过去一些中药房的门口挂着“配方虽无人见，存心自有己知”的对联，如果说这不是招揽顾客的幌子，那么就是一种药学道德内心信念的反映。

第二节　制药伦理教育

药学道德教育主要以正面教育为主，理论知识与实际工作相联系，注重应用的实际效果并坚持常稳持久。无论是医药科研单位、医药生产企业、医药经营企业、医药使用单位还是药品监督管理部门，都要切实实行对医药行业新员工上岗前的医药学道德、修养的培训与教育，使之形成行业服务的一种铁的制度。因为医药行业的特殊性，掺不得一点马虎，医药道德上的一次缺失、一次小小的失误，酿成的后果都将以人的生命作代价，对确实没有经过医药学道德、修养培训的人，坚决不能使其上岗。

在社会主义现代化建设的今天，随着社会经济关系的变化，医药行业伦理评价贯穿于道德教育、道德修养等社会实践活动中。医药行业伦理评价对行业的伦理行为进行全面考察，分析判断我们的哪些行为是善的，该发扬光大，给予赞扬、褒奖；哪些行为是恶的，要共同抵制，并加以批评、谴责，进一步帮助人们明确自己所承担的道德责任。对符合理想道德的，通过社会舆论和内心信念，形成一种巨大的精神力量，弃恶扬善，进一步完善人与人之间以及个人与社会之间的和谐关系。社会现代化进步程度越高，专业分工越细，对医药行业职业道德的要求也越高。挖掘医药行业伦理评价的社会作用，对于现代化建设事业、社会主义道德建设和共产主义道德建设，都具有重要意义。

制药伦理教育对于制药从业人员相当重要，是属于制药道德的实践活动，是将制药道德的原则和规范升华为制药从业者信念与修养，并进一步表现在专业实践上的道德行为的基本保障之一。制药伦理教育属于我国社会主义伦理教育的一部分，属于制药伦理活动的重要环节。根据制药专业的特点和我国社会主义道德建设的总体目标，当前制药专业伦理教育主要从以下三个方面着手，即加强爱岗敬业、尽职尽责教育；强化制药技能教育；优化制药伦理观。

一、加强爱岗敬业、尽职尽责教育

要培养和加强爱岗敬业、尽职尽责教育，首先要对专业特点有明确而全面的认识，在理解专业重要性的基础之上，树立荣誉感和使命感。

制药是一个比较特殊的专业和学科，相应地，制药工作岗位也极为重要。制药行业首先具有鲜明的社会性和公民性，该行业服务对象极为特殊，该行业的健康发展关系到人的健康和生命；在国民经济领域中，制药也发挥着其他行业不可替代的重要作用。此外，制药行业还具有其他行业所不具备的鲜明特点。

目前，随着我国经济的快速发展，人民物质生活水平不断提高，对医疗卫生保健需求也日益增长，安全、合理应用药物和生产药物，使药物完全充分地服务于人类健康，促进社会和谐与发展，越来越成为当前我国政府和人民关注的焦点问题。要解决这个问题的关键，不在于某些或某类药物开发和应用，而在于广大的制药从业者的执业水平和责任意识，这就要求我国的制药工业要适应现代社会的需求。在制药伦理学中，责任即等同于使命，等同于义务，是制药伦理学的重要范畴。制药伦理中的责任侧重于制药从业人员对于患者、他人和全社会的义务及相关的正确认识。责任在阶级社会中具备鲜明的阶级属性，阶级社会中各阶级的责任总是从维护本阶级的利益角度确定人们的道德义务和准则，对于阶级社会中的剥削阶级，不但确定本阶级的道德实践准则，还对广大被统治阶级提出各种相应苛刻的道德要求，其目标无外乎维护本阶级统治的需求。

我国的社会主义的无产阶级道德责任，集中充分地反映了无产阶级的利益需求，时刻实践着共产主义道德规范准则，充分体现了无产阶级制药从业者对于服务对象、他人、集体和全社会的高度责任感和牺牲奉献精神，责任教育既是社会主义伦理教育的关键环节，也是社会主义道德教育和建设的重要组成部分。如果制药从业者对于自身的工作岗位没有正确的认识，对于自身的工作没有发自心底的热爱，从事制药工作仅仅考虑个人发展和经济利益，那么，即使这些从业者具备相应的专业知识，在没有正确的信念指引、没有高度的责任感、没有职业的荣誉感和成就感的情况下，也是不会真正全身心地投入本职工作，并进而取得太大成绩的，就不可能担负起满足人民群众对于医药服务日益增长的全方位需求的重担。因此，引导制药从业者热爱工作岗位，全身心地投入本职工作，在工作岗位上尽职尽责，是对制药从业者伦理教育的重要内容之一。

二、强化制药技能教育

严格来说，制药技能教育属于制药专业教育的范畴，但是，由于该专业的极为特殊性，使制药技能教育与制药伦理教育产生了密不可分的联系。制药从业者只有具备扎实全面的专业技能并与职业的责任感和荣誉感有机结合起来，才能更好地履行社会职责和实践社会主义制药道德准则，因此，强化职业技能教育不能与制药伦理教育割裂开来，将制药伦理教育与职业技能教育有机统一，将丰富和扩展社会主义制药伦理教育的内涵。

药品从流通上看是商品，但药品与人的生命和健康以及人类社会的发展和稳定息息相关，因此，其又不是普通意义上的商品。从履行社会责任上说，必须保证所生产药品的质量，这是药品生产企业中制药行业从业者最基本的要求，从企业发展和个人职业生涯角度看，这也是底线。唯有强化从业者的药学技能教育，使其具备全面的专业素质和技能，生产出合格产品，被市场所接受，为患者所信任，企业才能发展，才能谈得上实践社会主义制药道德观和道德准则。

三、优化制药伦理观

制药是综合性学科，相关学科较多，覆盖面宽，交叉程度深。从专业角度看，其伦理学教育有其自身的特点，对于制药伦理观有必要进一步发展和完善。

首先，制药伦理观的完善要建立在医学伦理观的基础上，即以医学人道主义为核心，在提供服务过程中，时刻体现全心全意为人民服务的原则，确保平等原则、体现优化原则等。制药与医学在服务患者、解除患者病痛、提高人民的健康水平、构建和谐社会的目标上是一致的，尽管与医学提供的服务环节和方式有所差异，但承担的社会职责总体上是一致的，因此，医学伦理观要充分渗透和体现到制药伦理观中，医学伦理观在制药伦理观的教育中要有充分的体现。

其次，有选择地吸收传统医药伦理观的内容，充实和丰富制药伦理观。我国传统医学在漫长的发展过程中，形成了一套富有中国传统特色的医学伦理观。对待传统医药伦理观要取其精华，弃其糟粕。我国传统医药学中的一些观点，如“精诚合一”的医德观，华佗“游学徐土，精通数经”，孙思邈在《备急千金要方·大医精诚》中对医生提出的“凡大医治病，必当安神定志，无欲无求，先发大慈恻隐之心，誓愿普救含灵之苦。若有疾厄来求救者，不得问其贵贱贫富，长幼妍媸，怨亲善友，华夷愚智，普同一等，皆如至亲之想”的要求；德才统一的医学整体观，如在治疗学上中国传统医学注重整体上的辨证论治，张仲景提出“见肝之病，知肝传脾，当先实脾”等，这些传统医学中的伦理观，可以有选择地加工、改造而充实到社会主义的制药伦理观中。

第三节　制药伦理修养

一、自觉性

自觉性是指个体能自觉自愿地去执行或追求长远目标或任务的程度。自觉性有多种表现，因个体差异而有所不同，概括起来可分为外在表现和内在表现两方面。自觉性的外在表现为对事物和相关工作表现出的兴趣、热情和态度等，内在表现主要指个体表现出的责任感、尽职尽责的意识、负责程度和表现等。个体的自觉性建立在个体对自己行为能力的评价与个体的利益心理结合的基础之上，可以由个体内心的责权意识激发出来。有时，可用一个计算式来表示责权意识的产生，即责权意识=行动依据×利益心理，由责权意识再激发出个体的自觉性。因此，加强制药从业者的伦理修养，提高从业者伦理修养的自觉性，既不能以强加和灌输的方式，也不能采取放任、消极的态度和做法。

在制药伦理修养的自觉性培养过程中，要注重方法，有的放矢。制药从业人员应认识到自己职业的崇高性及重要意义，培养自身对于职业的责任感，激发兴趣，发掘自身专长，从而提高自身制药伦理修养的自觉性。

二、自律性

在提高制药伦理修养中要努力做到“内省”和“慎独”，从而提高自律性。“内省”是指在内心省视自己在思想、言行上是否有过失，即进行自我反省，从而发现自身问题，并及时纠正和改进，实现正确认识自我，并超越自我。对于药学专业人员，“内省”极为重要，药学专业对从业者要求极高，要求从业者具备扎实的专业技能和崇高的道德情操，每个制药从业者每天每时都应反省自己，如自己是否在践行着马克思主义的道德观，是否能恪守为人民服务的基本准则，自己在理论水平和业务能力上是否还有欠缺。在正确认识自身不足的基础上，才能进一步提高自己、完善自己。

与“内省”相比，“慎独”重视人的外在行为，具体是指人在独处的情况下，凭着高度自觉，按照一定的道德规范行事。“慎独”是提高道德修养的一种重要方法，它更重视人的信念在道德修养中所起的作用，往往被用来评价一个人的道德水准。制药专业对于人的道德水准和情操提出较高的要求，要求每个制药专业人员在自身独处、没人监督的情况下，能做到遵守制药从业道德准则，不做出任何有违社会主义道德和职业道德的事情，因此，制药工作者也必须要做到“慎独”，始终以高标准严格要求自己，并且做到经年累月，持之以恒，不因环境、场所、岗位和人事的变动和转换而降低或放松对自己的要求。

三、道德修养与实践

马克思主义伦理学强调理论与实践相统一，道德是从人们的道德实践活动中以及从人和人之间的现实关系中概括和总结出来的，道德还须由实践检验。对于制药专业，道德修养与制药实践相结合尤为重要。制药从业人员需要在正确的信念指引下，坚持以人民为中心，树立以人民为中心的普法理念和工作导向，做到为了人民、依靠人民、服务人民，依法保障广大人民群众用药安全和合法权益，夯实药品安全依法治理的社会基础。

在制药实践过程中努力提高自身修养，践行制药道德准则，通过不间断地“内省”及“慎独”过程，在从认识到实践，再从实践到认识的过程中，实现自身道德修养水平的提高。在制药实践中，许多新问题、新方法和国内外制药工业快速发展产生的新情况，可能在书本理论上没有涉及，正确应对和解决这些问题的过程，也是对制药从业人员职业道德修养内容和水平的丰富、完善和提升。

思考题：

(1) 简述药学伦理评价的方式。

(2) 简述加强制药伦理修养的途径和方法。

(3) 论述加强制药伦理修养的意义。

参考文献

[1] 观知海内 . 2023 年全球及中国制药业：中国制药市场规模增速高于全球 [EB/OL]. 2023-09-04. https://baijiahao. baidu. com/s? id=1776103458801042790&wfr=spider&for=pc.

[2] 思瀚产业研究院 . 生物医药产业的发展现状及前景 [EB/OL]. 2023-09-19. https://baijiahao. baidu. com/s? id=1777434491589335313&wfr=spider&for=pc.

[3] 经济观察报 .《中国制药工业的企业结构现状及发展趋势》重磅发布：解析行业生态全貌，洞察挑战与机遇 [EB/OL]. 2023-08-05. https://baijiahao. baidu. com/s? id=1773348188321690926&wfr=spider&for=pc.

[4] 智研咨询 . 行业预览！2022 年医药行业政策环境、发展现状及发展趋势分析 [EB/OL]. 2023-03-31. https://baijiahao. baidu. com/s? id=1761845584430146603&wfr=spider&for=pc.

[5] 王斌，张腾霄，赵洪波，等 . 应用型大学制药工程专业“新工科核心素养+课程思政”协同育人 [J]. 高教学刊，2023，9（26）：173-176.

[6] 赵迎欢 . 医药伦理学 [M]. 北京：中国医药科技出版社，2022.

[7] 郝军燕，周鸿艳 . 医药伦理学 [M]. 北京：中国医药科技出版社，2021.

[8] 罗国杰 . 中国传统道德 · 规范卷 [M]. 北京：中国人民大学出版社，1995.

[9] 周晓菲 . 中医医德伦理思想根源及其内涵研究 [D]. 北京：北京中医药大学，2010.

[10] 赵迎欢 . 中西医药学伦理思想的路径及启示 [J]. 中国医学伦理学，2004，17（4）：61-63.

[11] 杨放，张晨 . 人道主义是药学道德的核心 [J]. 药学实践杂志，2000，18（3）：185-187.

[12] 程卯生 . 医药伦理学 [M]. 2 版 . 北京：中国医药科技出版社，2008.

[13] 刘新社，刘镇宇 .《药学职业道德规范》理论体系内容初探——探索“社会主义药学职业道德”教育理论的研究 [J]. 中国药事，2003，17（3）：194-195.

[14] sina 新闻中心 . 江右时评：中国对外援助尽显大国风范 [EB/OL]. 2020-03-18. https://news. sina. com. cn/c/xl/2020-03-18/doc-iimxyqwa1466953. shtml.

[15] 辞源 [Z]. 北京：商务印书馆，1983.

[16] 中国大百科全书（哲学卷Ⅰ）[Z]. 北京：中国大百科全书出版社，1987.

[17] 刘力 . 论教育科学研究中的道德问题 [J]. 教育研究，1996（6）.

[18] 恩格斯 . 路德维希 · 费尔巴哈和德国古典哲学的终结 [A]//马克思恩格斯选集（第四卷）. 北京：人民出版社，1972.

[19] 何山 . 以德为先：用人的第一标准，做人的黄金戒律 [M]. 北京：中国长安出版社，2009.

[20] 苗泽华，薛永基 . 医药企业营销价值取向及营销道德评价指标体系构建 [J]. 当代经济管理，2008，30（4）：34-37.

[21] 张凯东．处理好三种关系——加强医药企业职业道德建设［EB/OL］．中国医药报，2006-12-5. http：//www. cnpharm. cn/www/yyb/yyb_view. jsp？ pp_id＝70235.
[22] 国家食品药品监督管理局职业药师资格认证中心组织编写．国家职业药师资格考试应试指南［M］．北京：中国中医药出版社，2023.
[23] 骆叶．中国药品的安全伦理监控［D］．天津：天津医科大学，2009.
[24] 黄林芳，孟祥霄，张惠惠，等．中国药材生产布局的数值分析［J］．中药材，2023，46（3）：535-545.
[25] 郭兰萍，张燕，朱寿东，等．中药材规范化生产（GAP）10年：成果、问题与建议［J］．中国中药杂志，2014，39（7）：1143-1157.
[26] 陈林伟，秦昆明，朱艳汇，等．中药材产地加工的研究现状及展望［J］．中国中药杂志，2015，40（4）：602-606.
[27] 黄菊，李耿，张霄潇，等．新时期下中医药产业发展的有关思考［J］．中国中药杂志，2022，47（17）：4799-4813.
[28] 万修福，王升，康传志，等，“十四五”期间中药材产业趋势与发展建议［J］．中国中药杂志，2022，47（5）：1144-1152.
[29] 王红阳，康传志，张文晋，等．中药生态农业发展的土地利用策略［J］．中国中药杂志，2020，45（9）：1990.
[30] 黑龙江省农业农村厅．2020年中药材产业发展亮点纷呈［EB/OL］．2020.
[31] 郭兰萍，王铁霖，杨婉珍，等．生态农业——中药农业的必由之路［J］．中国中药杂志，2017，42（2）：231.
[32] 杨利民．中药材生态种植理论与技术前沿［J］．吉林农业大学学报，2020，42（4）：355.
[33] 郭兰萍，周良云，莫歌，等．中药生态农业——中药材GAP的未来［J］．中国中药杂志，2015，40（14）：3360-3366.
[34] 王红阳，康传志，张文晋，等．中药生态农业发展的土地利用策略［J］．中国中药杂志，2020，45（9）：1990-1995.
[35] 杨光，郭兰萍，周修腾，等．中药材规范化种植（GAP）几个关键问题商榷［J］．中国中药杂志，2016，41（7）：1173-1177.
[36] 郭兰萍，康传志，周涛，等．中药生态农业最新进展及展望［J］．中国中药杂志，2021，46（8）：1851-1857.
[37] 康传志，王升，黄璐琦，等．道地药材生态农业集群品牌培育策略［J］．中国中药杂志，2020，45（9）：1996.
[38] 王芳．“一药多名”考验现行法律［J］．中华商标，2006（5）：20-21.
[39] 吕玉娥．药品名称与商业标识冲突再起［J］．中华商标，2006（5）：16.
[40] 国家食品药品监督管理局执业药师资格认证中心．药事管理与法规［M］．北京：中国中医药出版社，2005.
[41] 中国执业药师协会．中国执业药师职业道德准则适用指导［J］．2007（4）：2.
[42] 王帮兆．企业管理概论［M］．北京：中国时代经济出版社，2006.
[43] 罗国海．医药市场营销学［M］．郑州：郑州大学出版社，2005.

[44] 杨士孝. 二十六史医家传记新注 [M]. 沈阳：辽宁大学出版社，1986.
[45] 范永升. 金匮要略 [M]. 北京：中国中医药出版社，2003.
[46] 法律出版社. 中华人民共和国药品管理法 [M]. 法律出版社，2019.
[47] 赵迎欢. 育药学人才“药德先行”——论医药伦理学在药学大学生素质教育中的作用 [J]. 医药教育探索，2005，4（5）：320-322.